理学療法士 PT
作業療法士 OT
のための治療心理学
患者によりそう行動アプローチ

武田建・中俣恵美・出田めぐみ 著

創元社

はじめに

　この本はすでに医療をはじめさまざまな領域で活躍しておられる理学療法士と作業療法士の方々、また現在大学や専門学校で理学療法士や作業療法士を目ざして勉強している学生諸君を対象に書いたものです。

　どんな臨床活動であっても、患者さんがどんなことで悩んでいるか、困っているのかを理解するところからはじめなくてはなりません。でも、セラピストが患者さんと良い治療関係を築いていくことも同じくらい大切です。どうすればセラピストが患者さんの気持ちを理解できるのでしょう。どうやれば患者さんの話に耳を傾けられるのでしょう。聞いた内容をどう理解したらいいのでしょう。患者さんにどう語りかけたらいいのでしょう。そんなことについて、たくさんのヒントを書いてみました。ですから、この本の前半は、コミュニケーションのスキルを高めるための部分です。

　私たちのコミュニケーションは言葉によるものだけではありません。「目は口ほどにものを言い」といいますが、私たちが何を考え、何を感じているかは、顔の表情をとおして、あるいは手真似や姿勢などから相手の人に伝えたり伝えられたりします。ですから、バーバル（言語的）なコミュニケーションだけでなくノンバーバル（非言語的）なコミュニケーションについても紹介しています。

　後半では、治療者が患者の問題をどう解決するかを具体的に説明しました。患者の不安を解消するために、イメージを使ってやる方法と実際の場面でやる方法を順序だてて、具体的に説明し、解説しました。そのなかには、セラピストが、また患者が、周囲の人の気持ちを傷つけないように、それでいて思いきって自分の意見や気持ちを表現する方法も紹介しています。いくつかの症例をあげて、わかりやすく具体的に書いたつもりです。ですから、読者がこの本でお読みになったことを、すぐに臨床の場で実際に使っていただけると思います。

まずはセラピストが自分でやってみましょう。それから、患者さんにやって見せ、次に患者さん自身にやってもらいましょう。そして患者さんがうまくできたら、どこが良かったか、ここはこうすればもっと良くなると伝えることが治療には不可欠です。患者さんにどうやればいいか模範を見せることもセラピストの大切な役割です。「百聞は一見にしかず」という言葉はリハビリテーションにも通じます。

　セラピストの役割のひとつは、患者さんの身体的な機能の回復ですが、身体的なスキルの向上は、必ず心理的な活動をともないます。また、治療は順調に進むときだけではありません。失敗したり、後退したり、進歩が見えないときもあります。そんなときに、セラピストはどうやって患者さんをはげまし、支え、進歩を喜び、勇気づけるのでしょう。上手なほめ方と注意の仕方は治療のとても大切な部分です。

　この本では、読者の臨床活動に心理学の原理をどうやって使っていただくかを、かなりくわしく、しかもわかりやすく書いてみました。この本はあくまで治療に焦点を当てていますが、治療だけではなく、職場や家庭など日常生活における人間関係を豊かにするためにも使っていただくことを願っています。

　なお、本書の出版にあたっては、創元社の矢部敬一社長と編集部の渡辺明美さんに大変お世話になりました。また、紫藤崇代さんには本の構想から最終校正にいたるまで、たえず的確なご意見とお励ましを戴いたことに深くお礼申し上げます。

2014年4月1日

武田　　建
中俣　恵美
出田めぐみ

❖ 目 次 ❖

はじめに ……………………………………………………………………… 1

第 Ⅰ 章　治療をはじめる前に …………………………………… 7
　　1．患者から見たセラピスト …………………………………………… 7
　　2．患者の回復は赤ちゃんの成長過程に似ています ………………… 9
　　3．患者の抵抗 …………………………………………………………… 12
　　4．患者への押し付け …………………………………………………… 14
　　5．セラピストと患者の関係 …………………………………………… 15
　　6．北風でなく太陽に …………………………………………………… 15

第 Ⅱ 章　セラピストと患者の人間関係 ……………………… 18
　　1．受容 …………………………………………………………………… 18
　　2．共感 …………………………………………………………………… 19
　　3．暖かさ ………………………………………………………………… 20
　　4．純粋であること ……………………………………………………… 22
　　5．秘密を守る …………………………………………………………… 24
　　6．人間関係の独自性と共通性 ………………………………………… 26
　　7．患者に信頼してもらう ……………………………………………… 27
　　8．患者の心に近づいても客観性は失わない ………………………… 28
　　9．患者の選択と決定を尊重する ……………………………………… 30

第 Ⅲ 章　患者の気持ち …………………………………………… 33
　　1．患者の理解 …………………………………………………………… 33
　　2．気持ちをくんであげましょう ……………………………………… 34
　　3．感情の種類（5種類の感情）………………………………………… 36

4. 感情発見のロールプレー ……………………………… 37
　　　5. 沈黙の尊重 …………………………………………… 40
　　　6. 相手に個人的な感情を感じているとき ………………… 41
　　　7. 自分で自分をどう思うか ……………………………… 42
　　　8. 心の仕組み …………………………………………… 44
　　　9. 感情の二律背反性 ……………………………………… 46
　　10. 患者の八つ当たり的態度 ……………………………… 48
　　11. セラピストの心のなか ………………………………… 50
　　12. 自分の気持ちと正直に向き合う ………………………… 51

第 IV 章　言葉によらないコミュニケーション …………… 54

　　　1. 言葉と表情の一致と不一致 …………………………… 54
　　　2. 顔の表情 ……………………………………………… 55
　　　3. 頭の動き ……………………………………………… 56
　　　4. 肩の動き ……………………………………………… 56
　　　5. 手や腕 ………………………………………………… 56
　　　6. 脚 ……………………………………………………… 57
　　　7. 身体全体 ……………………………………………… 57
　　　8. 呼吸 …………………………………………………… 57
　　　9. 声 ……………………………………………………… 58
　　10. 非言語行動をどう扱うか ……………………………… 58
　　11. セラピストの非言語行動 ……………………………… 59

第 V 章　コミュニケーションの実際 ………………………… 60

　　　1. 初めての出会い ………………………………………… 60
　　　2. 視線を合わせ耳を傾けましょう ……………………… 65
　　　3. 相手が答えやすいように工夫しましょう …………… 71

第 VI 章 患者の不安を軽減する方法 ……… 73

1. どうして不安を感じるようになるのでしょう ……… 73
2. 不安や恐怖が条件づけで身につくことがあります ……… 74
3. 不安を解消する実験 ……… 76
4. この実験から学べること ……… 77
5. 不安を克服（解消）する方法 ……… 78
6. リラクセーション法 ……… 81
7. イメージを使ったリラクセーション ……… 85
8. 理学療法・作業療法におけるリラクセーション ……… 86
9. 不安の階層の作り方 ……… 88
10. ベッドから車椅子に移ることを怖がる患者の事例 ……… 90
11. 系統的脱感作法の実践例 ……… 92

第 VII 章 現実脱感作法を使って不安を克服する ……… 104

1. 実際の場面で不安を克服 ……… 104
2. 患者本位で治療法を選ぶ ……… 116
3. 絶対安全、少しずつ ……… 117
4. 子供にも使えます ……… 118
5. 系統的脱感作法と現実脱感作法のあいだ ……… 119

第 VIII 章 自分の気持ちと権利を適切に表現しましょう ……… 120

1. 不安感と自己表現のむずかしさ ……… 120
2. 当然の権利の主張とアサーション ……… 121
3. アサーションから見た三つのタイプ ……… 124

第 IX 章　患者のやる気を起こすアプローチ ……………… 131

1. 行動理論 …………………………………………………… 131
2. オペラント条件づけ ……………………………………… 132
3. 良くなったらすぐにほめる ……………………………… 134
4. ほめられるだけでなく自分で自分をほめましょう …… 135
5. ほめ方の工夫：ほめる回数と要求水準 ………………… 136
6. 注意をするときには ……………………………………… 137
7. 望ましくない行動を減らしたいとき …………………… 139
8. ほめ方について …………………………………………… 140
9. モデリング：お手本を見せると上達が早い …………… 142
10. 目的をはっきりと説明する ……………………………… 144
11. 見せて教える ……………………………………………… 145
12. 自らに語りかける ………………………………………… 146
13. むずかしすぎない課題を選ぶ …………………………… 148

第 X 章　実践のためのガイドライン ………………………… 152

1. 患者とセラピストの人間関係 …………………………… 152
2. セラピストの倫理 ………………………………………… 154
3. セラピストの態度 ………………………………………… 155
4. 無理をしないで少しずつ ………………………………… 157
5. 患者がやりやすいように ………………………………… 158
6. ほめる回数を次第に減らす ……………………………… 160
7. 真似することは大切な学習です ………………………… 161
8. 結果を知らせる …………………………………………… 161
9. セラピストだって不安になるし緊張します …………… 162

参考文献　　164

第 I 章
治療をはじめる前に

1. 患者から見たセラピスト

　この本は、理学療法や作業療法のような、リハビリテーションの仕事に携わっているか、これからそうした領域で活躍しようと勉強している方々のために書いたものです。理学療法士や作業療法士（以下、セラピスト）にとって、身体的な障害をもった人の失われた機能を回復するための理論と方法が最も大切であることは言うまでもありません。しかし、患者の治療【注】を進めるには、患者の身体の状態だけではなく、気持ちの問題、心の状態、患者と家族や周囲の人たちとの人間関係、とくにセラピストと患者間の人間関係を理解することがとても大切だと思います。

【注】
　この本では、患者という言葉を使いますが、職場によってクライエント・利用者などの名称に置き換えて下さい。
　また、この本では、セラピストが行うさまざまなかかわりを治療という言葉で統一して著しています。職場によってはセラピー、指導、教育、あるいは理学療法、作業療法などに置き換えて下さい。

　まず、あなたご自身をセラピストではなく、一人の患者の立場に置いてみて下さい。もしあなたが突然脳卒中とか大けがをなさって、手や足が自由に使えなくなるとか、歩行が困難になったら、どんな気持ちになるでしょうか。くやしいでしょうし、がっかりするし、ことによると自暴自棄になるかもしれません。目の前が真っ暗になって、生きる希望すら失うと言ってもオーバーではな

いでしょう。

　もちろん、患者のけがなり障害の原因は多種多様です。ただ、その理由が何であれ、患者は歩行障害をはじめさまざまな身体的な不自由さを経験し、身体的にも、社会的にも、また経済的にも大きな負担を背負っています。なかには、自分がけがや病気をはじめ、さまざまな理由で障害をもつようになったことに、強い怒りと不満を感じている人たちも少なくないでしょう。また、怒りでなくても、「どうして私がこんな目にあわなくてはならないのだ」といった気持ちを経験しているだろうと思います。

　さらに、患者は身体的な障害だけではなく、この社会のなかで生きていくのに、なんらかの不自由や制限を背負っているのです。つまり、身体的な痛みは、常に心理的な痛みをともなうことが多いようです。今まで、元気に職場で働き、家事をしていた人が、身体的な機能の損傷によって、動けない、動けても不自由である、動き方がぎこちないといった状態におちいると、ほとんどの人は、情けない、どうして自分がこんな目にあわなくてはいけないのだといった、自分に対する怒りが心のなかにわいてきます。そして、その怒りは、職場や家庭その他さまざまな機関や人に対して向けられることが少なくありません。今まで何一つ不自由なく生活して来た人が、一つの障害がきっかけで、「自分は不幸だ」と感じるようになってしまうことがあるのです。

　そんな気持ちでいるあなた（患者の立場になって想像してください）に、担当医が理学療法や作業療法に行くように言いました。そして、「あの人たちは、これまで大勢の患者の治療をしてきたから、きっとあなたが身体の機能を回復させるのに手助けしてくれると思いますよ」と言ってはげましてくれました。あなたは、医師には「そうですか、がんばってみます」と答えたものの、心のなかでは「そんなところへ行っても、どうせ私の腕や足の麻痺は治りっこない」と思っていました。

　病室でふさぎ込んでいるあなたのところに、セラピストが立ち寄ってくれました。そして「担当医の〇〇先生からあなたのことを聞きました。一緒にがんばりましょう」と言って自己紹介をしてくれたのです。でも、自分の身体の麻痺で落胆し、気が動転しているあなたは、セラピストの思いやりを素直に受け容れることができませんでした。忙しい仕事の合間にわざわざ訪ねてくれたセラピストに感謝するどころか、自己PRのために来たとしか考えなかったのです。

話をセラピストに戻しましょう。もし、こんな気持ちの患者があなたのところへ来たときには、どう接したらいいのでしょう。どんな言葉をかけたらいいのでしょうか。ことによると、すでに患者は心のなかで「こんなことは言われたくない」「こんな風には扱ってほしくない」と思っているかもしれません。あなたが接する患者のなかには、突然障害を持つようになった人も多いと思います。逆に、長い間に徐々に症状が悪化した人もいるでしょう。いずれにしろ、治療に対する動機付け（モチベーション）はあまり高くないでしょう。また、患者のなかには、自分が病気や障害をもち、不自由な姿でいることを、何か恥ずかしいことであるかのように思っている人も少なくありません。

2. 患者の回復は赤ちゃんの成長過程に似ています

　重い病気にかかるとか、急に大きな障害をもつと、はじめのうちは、自分の力だけではなかなか立ち上がることができません。そういうときは、医師をはじめ、理学療法士、作業療法士、看護師、介護士、臨床心理士、ソーシャルワーカー、そして付き添っている人たちに支えられ、助けられ、ほとんどのことを介助してもらわなくてはならない時期があります。
　身体的に支えてもらう患者にとってうれしいことは、まず自分の気持ちや自分という人間をわかってもらえることでしょう。また、セラピストから自分に関心をもってもらい、自分が「そこにいる」ことに気づいてもらえるだけでもうれしいものです。それが大きな心理的な支えやはげましにつながります。
　病院のベッドに寝かされていると、特に自分が自由に動けないようなときには、心細いし、悲しいし、「なぜ自分だけがこんな目にあわなくてはならないのだ」という腹立たしさのようなものを感じるでしょう。そして、助けてほしい、それがだめならば少なくとも自分がそこに「いること」を認めてもらいたいという気持ちが強くなってきます。そんな気持ちをわかってもらえたら、きっとうれしいに違いありません。
　シカゴ大学のトール（Towle, 1952）は、赤ちゃんが元気に育つには、まず十分な世話と愛情が必要だと述べています。生まれたばかりの赤ちゃんは、自分の力だけではお乳を飲むことも、食べることも、着ることもできない、まった

く無防備な状態です。お母さんにすべてを頼り、全部やってもらわないと生きていけません。でも、それだけでは不十分です。お母さんがお乳を飲ませ、おしめを取り替えるときにあやしたり、話しかけたりすることがとても大切です。

　また、子どもはお母さんが自分に話しかけるのを聞きながら、言葉を覚えていきます。ですから、もし誰も赤ちゃんに話しかけてくれなかったら、きっと言葉を覚えることはできないでしょう。言葉だけではありません。もし、お母さんが子どもをあやさない、話しかけもしないで、ただ黙ってお乳を飲ませ、黙々とおむつを替えるだけだったら、赤ちゃんの情緒的な発達はむずかしいでしょう。世話をしてもらい、愛情をもらうことによって、赤ちゃんは身体だけではなく、情緒的にも、知的にも成長していくのです。赤ちゃんは「育ててもらう」という経験をたくさん重ねることにより、初めて次の「教えてもらう」という段階に進むことができるのです。

　大勢いる患者のなかには、急に自分に降りかかってきた病気やけが、そして今までやれたことができなくなったという現実を受け容れることがむずかしい人も多いだろうと思います。そのために、自分が経験しているいらだちや怒りをセラピストにぶつけたり、治療に抵抗したり、なかにはいったん赤ちゃんのような状態に逆戻りをし、そこから心も身体も再出発しないと前へ進めない場合だって少なくないのです。

　大人であっても、本来赤ちゃんが必要としている世話とか愛情といった、生きていくために不可欠な基本的な欲求が満たされて、初めて何かを習おうとか、チャレンジしようという気持ちになれるのです。それと同じように、患者のセラピストに対する信頼がないと、治療はなかなかスムーズに進みません。

症例　脳挫傷を負った女子大学生

　ある大学の山岳部が中部地方の山岳地帯で遭難事故を起こしました。3年生の女子学生が転落して、頭部の損傷をはじめ手足の骨折という大きな傷を負いました。すぐにヘリコプターで地元の病院に運ばれ、応急手当を受けました。そしてただちに自宅のあるK市の大きな病院に搬送され手術を受けました。幸い、脊髄には損傷はなかったものの、中度の脳挫傷という診断でした。骨折の手術の翌日より、ベッドサイドでの理学療法が開始されました。開始当初は事

故のショック、傷や手術後の痛み等で精神的に不安定な状況が続きました。脳挫傷のため、記憶も曖昧で、言葉もたどたどしく、身体もうまくつかえません。セラピストは、手術はうまくいったこと、骨折はいずれ治癒すること、また歩けるようになることをていねいに伝え、そのために今はベッドの上で少しずつ手足を動かすことと体を起こしていく練習が必要であることを説明しました。

そして、とまどう母親に対して、「あわてず、一歩ずつ進んでいきましょう」と現状を共有しながら目的を明確にして、不安を軽減できるように声掛けを続けました。術後の経過は良好で、すぐにベッド上での座位は可能となりました。しかし、排尿排便、食事、更衣など身の回りのことには介助が必要な状況でした。そして女子大学生は幼児語で話すようになりお母さんに甘えるように訴え、すべての世話と介護をしてもらうようになりました。お母さんはまるで赤ちゃんになったような娘の姿にとまどいながらも常に付き添い、子どもを育てたときのような接し方をしたのでした。

このころより患者は治療と身体的回復の関係が実感できるようになり、セラピストに対して少しずつ不安な気持ちを表現できるようになってきました。セラピストはできるだけ患者を子ども扱いしないように、身体的な回復過程を説明しながら必要な治療について理解を求めるよう対応しました。本人は素直で、治療には積極的で休むことなくまじめに取り組みました。

そして数ヵ月後には車椅子での移動が可能となりました。このころより身の回りのことも自分で行えるよう練習をはじめましたが、ちょうど子どもの反抗期のようにお母さんにどなったり、反抗的な態度で文句を言ったりする時期が続きました。セラピストはお母さんにできるだけ本人の状態を否定せず受け容れてほしいと伝えました。そして一時的なことだろうと考えられるので、できるだけ甘えさせてあげてくださいと頼みました。また、お母さんには少し距離を置いてもらうために、夜間は看護師で対応することにしました。身体的回復は順調で訓練室では自分自身のことも工夫し、少し時間をかければ、身の回りのことはほとんどできるようになってきました。また、精神的にも回復が進み、自分のことを話すようになりました。しかし自分の状況が理解できるようになったためか、急に「もう大学には戻れないかも」「就職もすることができない」などと泣き出したり、イライラしてお母さんにあたるとか、精神的に不安定なところが見受けられるようになったのです。そこで片松葉杖での歩行が可能と

なったこともあり、退院して外来で治療を続けることにしました。また一方で本人には外出訓練を取り入れるなど、積極的に社会的活動に目を向けるよう取り組みました。それと同時に将来への希望などが整理できるように話しかけることを心掛けました。その結果大学への復学をはたしたのです。

　この患者は、受傷後、少しずつ幼児語を話し、やがて立ち上がってよちよち歩きをし、ちょうど乳児から幼児へ、幼児から児童へ、児童から少女へ、そして大学生へと回復していったといえるでしょう。これほど極端なケースでなくても、突然なんらかの障害をもつとか、重い病気をしたときに、私たちはいったん幼い頃の状態まで退行し、そこから再出発することがあると思います。

3. 患者の抵抗

　セラピストのところへ来る患者の多くは、必ずしも大喜びで来ているわけではありません。もちろん、患者はリハビリテーションの専門家であるあなたの治療を受けて、「早くよくなりたい」「がんばらなくては」と思っているでしょう。でも、大多数の人たちは、心のどこかで治療のことを「いやだ」「苦しい」「つらい」「痛い」あるいは「めんどうくさい」と感じているに違いありません。正直なところ、ほとんどの患者は「いやだけれども、訓練に取り組まないと、もとの状態に戻れない」と思って、あなたのところへ来ているのです。

　つらくても、いやでも、めんどうでも、痛くても、しんぼう強く治療を受けるためには、「治りたい」「もとの状態に戻りたい」という強い気持ちを持ち続けることが必要です。すべての患者が、そういう気持ちを持ってくれていたらいいのですが、なかなかそうはいきません。

　私たちは、もう少しで目標を達成できるという見通しがあるときには、比較的がんばりやすいものです。また、これまでの人生で、いろいろなことで成功した経験がたくさんあると、「今度もやれる」と思えるものです。それはリハビリテーションの治療を受けているときにも当てはまることです。でも、なかには、これまでずっと順調に人生を過ごしてきて、一度も苦しい状況を味わったことがなかった人が、いったん苦しい現実にぶつかると、落胆し、やる気を失ってしまうこともあります。人はそれぞれみんな違います。

いくらセラピストが患者の心をやわらげようとしても、心の扉を閉ざして、なかなか自分の気持ちを話してくれないで、ただ黙っている患者に出会うこともあります。こういう患者に接していると、私たちに向かって、「あなたを信用しても大丈夫なのですか？」という質問を、反抗、抵抗、無視といった形で発しているようにも思えます。

　なかには、駄々をこねたり、無理と思われるようなことを言ったり、やったり、要求する人がいます。そうした患者を見ていると、どこまでやればこのセラピストは怒るのだろう、どこまではしんぼうしてくれるのだろうと、こちらを「値踏み」というか「試している」ように思うときがあります。

症例　両膝を骨折した38歳女性

　女性は、歩道を歩行中後方より自転車に衝突され前方に転倒、両膝を強打しました。右膝蓋骨骨折、左膝関節血腫があり手術を受けた患者です。男性セラピストになれなれしい言葉づかいで甘える一方で、気に入らないことがあるとすぐにセラピストの身体をたたきますし、治療がちょっと苦しいと「痛い、痛い」とおおげさに大声をあげます。こうしたむずかしい患者に対してセラピストはどう接したら良いのでしょう。患者がたたくとか、大声をあげることにあまり反応しないで、そのことには触れず、冷静に淡々と接してみるのも一つの方法です。また逆に「それはそうでしょう。痛いですよね。つらいですよね」「でもね、ちょっとだけがんばってみてくださいね」と治療を進めていくのもいいでしょう。そして患者が治療に取り組んだときには「そうそう」「いいですね」と言って患者の努力に笑顔で答えてみましょう。この患者の場合も、このように接している間に、少しずつ態度が変化してきました。大声はあげますが、セラピストの身体をたたく回数は減ってきたのです。

　セラピストは、患者の努力を認め、ほめ、やる気をなくした患者をはげまし、ときには「一所懸命にやらないと、治りませんよ」と叱ることだってあるでしょう。一方、そんなことを言わなくても、積極的に治療を受け、課題に挑戦する患者も大勢います。人さまざまとはこのことです。これが臨床現場の現実なのです。

4. 患者への押し付け

　なかなか治療や訓練に積極的に取り組めない、自分の身体機能や活動能力を過小評価する、マイナス思考の発言をする、不定愁訴が多いといった患者がいます。セラピストはそうした患者に「意欲がない」、「障害受容が不十分」というレッテルを貼り、治療の効果があがらないことを「仕方がない」といって責任を患者に押し付けていないでしょうか。

　セラピストのところに来る患者は、なんらかのけがや病気が原因で、今まで当たり前にできた生活が、当たり前でなくなってしまった人がほとんどです。朝起きて、顔を洗い、歯を磨き、服に着替える。好きなものを好きなように自分で食べる。電車に乗って仕事に出かける。学校に行く。スポーツをする。音楽を聞く。このように特に意識することなく毎日行っていたことが、突然自分の力だけではできなくなってしまう現実を突きつけられるのです。こういった患者の状態を理解し、受け止め、さらに現実を乗り越え克服しようという前向きな気持ちをもつようにしていくことがいかにむずかしいかは、容易に想像できるでしょう。このように考えれば、意欲や障害受容の問題だと言って簡単に片づけてしまうことはとてもできません。

　ここで少し考えてみてください。あなたは目の前の人に「患者」という役割を押し付けていないでしょうか。もちろん皆さんは、リハビリテーションの仕事に携わる専門家として、患者の置かれている状況をなんとか良くしたいと思い、さまざまなことを考え、治療に取り組んでいるでしょう。しかし、そのために、「患者なのだから、一所懸命に治療を受けるのが当たり前」「治療が最優先されるべきだ」と、知らず知らずのうちに思い込んでいないでしょうか。確かにあなたの目前にいる人はなんらかの専門的支援を必要とする「患者」ではありますが、それ以外にも父親であり、夫であり、会社員であり、友人であるといった具合にさまざまな人間関係のなかで多くの役割を果たしながら生活しているのです。もちろん、一人ひとりにとって大切なことや希望は違います。また、何を優先するかはその人の選択であり、自由なはずです。このことを尊重しなければ、専門家のひとりよがりで、押し付けの治療になってしまう可能性があることを忘れてはなりません。

5. セラピストと患者の関係

　リハビリテーションという場でセラピストが患者と接するのは、日常生活での私的な交わりとはずいぶん違った性質のものです。一般の人間関係は、それが親子関係でも、友人との関係でも、特別に何かを前もって計画するといったことは少ないし、ごく自然な形であり自然発生的なものです。でも、セラピストと患者の場合には、日常の対人関係と同じようにきわめて自然な感じのところもありますが、セラピストが治療のこと、患者の将来をはじめさまざまなことを考えて、十分配慮と計画性をもって接するという側面もあるだろうと思います。

　理学療法でも作業療法でも、身体的な治療だけが行われるわけではありません。セラピストは指導や治療をはじめる前に、患者にあいさつをし、説明をし、指示をし、ほめたり、訂正したり、結果を知らせるといったさまざまな働きかけをしています。そうしたやりとりのなかから、セラピストと患者の間の人間関係が生まれてくるのです。

　セラピストは患者を一人の人間としてあるがままに受け容れようとしますが、そのときに条件をつけません。つまり「私の言うことをきかなければ、受け容れませんよ」という態度はとりません。セラピストはそうした、心の広さと受容性を持っていたいものです。

　セラピストのこうした言葉や態度の背後には、患者を一人の人間として尊重する、さまざまな病気や障害に苦しんでいる患者の気持ちを理解するといった、人間としての心の質といったものがあるのではないでしょうか。心身の痛みを経験している患者という、一人の人間存在に対する思いやりと尊敬の念が、セラピストの心の底にあってほしいと思います。

6. 北風でなく太陽に

　患者の立場から説明すると、このセラピストならば、自分の身体のことや自分の心配、悩み、苦しみ、考えを話すことができるという気持ちを持てること

が、とても大切だと思います。

　患者に対するセラピストの態度を、イソップ物語に出てくる、北風と太陽の話になぞらえて考えてみましょう。北風は旅人にビュービューと風を吹きつけました。つまり、力ずくでオーバーを吹き飛ばそうとしました。しかし、旅人は両手でオーバーを上から押さえつけ、とうとう北風はオーバーを脱がせることはできませんでした。北風のやり方は、相手の悪いところ、まちがっているところを、がんがん批判し、お説教をするというアプローチに似ています。北風のやり方でも、うまくいく場合もあるだろうと思います。ただ、このやり方だと、患者がいやがったり、そっぽを向いたり、通院しなくなったりする可能性が大きいと思うのです。

　一方、太陽は暖かい日差しを旅人におしみなくふりそそぎ、やがて、身体まで暖かくなった旅人はオーバーを脱いだのです。できるならば、セラピストが患者に接するときには太陽のような暖かさで患者を支え、くるんであげることができたらいいのにと思います。

症例　脳卒中による右片麻痺と失語症がある62歳男性

　患者は1本杖でなんとか歩行可能ですが、「うまくしゃべれない」ことを気にして、他者との関わりに消極的で話しかけられても答えようとしないで、家庭の中でもあまり話がありません。また、右上肢の治療にも消極的でセラピストが触れることにも拒否的でした。退院はしたものの生活のなかでの活動性が落ちてしまい、身体機能の低下や閉じこもりなどが心配されました。セラピストは社会との関わりをもつことが大切であると考えましたが、患者に「うまくしゃべれなくてもいいから、できるだけお話しましょう」ときれいにしゃべることを強制しませんでした。「右手も少しは動かしましょう」と運動することも無理にすすめませんでした。

　セラピストは、患者が病院に来ると「よくがんばって来てくれましたね。待っていましたよ」ということを、言葉で、また態度で伝えることを心掛けました。そして日常の話題や患者自身のことなどを話すように一所懸命はげましました。

　すると患者は少しずつ「うん」「そうそう」「ちがうちがう」などと返事をするようになり、単語も出るようになってきました。セラピストは、患者の話に

耳を傾け、患者の言葉を繰り返したり、解説してみたり、できるだけ患者と患者の話の内容に関心を示すようにしました。その結果、患者は自分からセラピストに話しかけるようになり、たどたどしいながらも自分の意志や考えを伝えようという態度が見られるようになり、集団で行うプログラムへの参加にも積極的になりました。

　患者に暖かい態度で接するということは、患者を非難しない、攻撃しない、暖かいまなざしで見る、患者の話を聞く、という接し方です。セラピストのこうした態度に触れるとき、はじめのうちは警戒したり、身構えたりしていた患者も、次第に心を開き、旅人がオーバーを脱いだように、自分の回りに築いていた心の壁を取り払うようになるのではないでしょうか。これがセラピストに対して、「安心した」「気が楽になった」という状態だと思います。患者がこうした気持ちになるときに、セラピストや治療に対して患者の心が開かれるのです。

第 II 章
セラピストと患者の人間関係

1. 受容

　セラピストの患者に対する態度で一番大切なのは、患者を一人の人間としてあるがままに受け容れるということでしょう。それは患者のもつ障害だけを取りあげるのではなく、同じ人間として理解し、また尊重するということです。しかし、常に患者にそうした態度で接することは、決して容易なことではありません。患者のなかには、セラピストに対して協力的でないとか、反抗的ないし攻撃的で、たえず病院、施設、スタッフを批判し、それでいて自分は何もしないで、すべてをセラピストやスタッフに丸投げし、押しつけ、依存的で、批判的、しかも嘘をつくといった人がいることがあります。また、体力や身体的な機能がおとろえ、セラピストが声をかけても、それに応答することもできないとか、やる気を見せない人もいます。しかし、そういう患者であってもセラピストは、一人の人間としてその存在を認め、非難するのではなく、人間存在として尊重するように努力したいものです。でも、これは口で言うのは簡単ですが、実行するのは非常にむずかしいことです。

　そんなときには、セラピストはまず、患者と患者の周囲で何が起こっているかという客観的な事実や事情を理解することからはじめてみましょう。それによって、患者がどんな状況で生活しているか、患者の周囲でどんなことが起こっているか、患者が置かれている現実がどんなものかということがわかれば、少しは患者の言動を理解することができるようになります。そうすれば、患者を少しだけ受け容れやすくなるのではないでしょうか。もちろん、セラピストの最も大切な役目と責任は患者のリハビリテーションであり治療です。治療を進めるために患者の置かれている環境がどんな状態かを理解し、そこから生じる

患者の気持ちを非難しないであるがままに受け容れることが、患者とセラピストとの間の良い人間関係を作り出します。それが、治療を進める上で大切な雰囲気を生み出し、患者の動機づけを高めることにつながっていくのではないでしょうか。

セラピストが患者を受容するということは、患者を一人の人間として尊重することであり、患者の尊厳を守るということでもあるでしょう。くだけて言えば、患者がもっと快適な、より良い生活を送れるように、助けようとするセラピストの努力、試み、思いやりといった言葉で説明できると思います。また、それにより、患者が今後もっと充実した生活を送り、幸せになることを願うセラピストの態度といってもいいでしょう。

患者のなかには、社会の規範から逸脱した考えを持っているとか、反社会的な行動をする人もいます。こうした人を受け容れることは、決して困ったあるいは誤った行動を「よし、よし」と認め、受け容れることではありません。もっと平たく言えば、「あなたのやっていることは困りますが、人間としてのあなたを受け容れます」という態度なのです。

2. 共感

良いセラピストの特質のひとつは、患者の立場に立って、患者が何を考え、どんな気持ちでいるかということを感じとることではないでしょうか。セラピストを訪れてくる患者の多くは、さまざまな理由で身体が不自由になった人たちです。こうした人たちは日常生活に不便を感じているでしょうし、これまでのように仕事や趣味の活動ができないで、失望し、落胆し、ときには自らに憤りを感じている場合も少なくないでしょう。また、医療側の治療に対して不満を抱いていることもあるに違いありません。ことによると、疾患や事故が起こる前から、多くの不満や怒りを感じている人であった可能性もあります。

セラピストはそうした患者の不満や怒りを肯定するのではなく、なぜ患者がそういった気持ちになったのかを理解し、不満に耳を傾けるという態度が大切なのではないでしょうか。つまり、患者の立場に立って物事を見よう、感じようとするわけです。そして、「あなたの気持ちは〇〇なのですね」と相手の気

持ちを具体的な言葉にして、相手に言ってあげることができたら、それは最高です。それによって、患者は「わかってもらえた」「理解してくれた」というちょっとした安心感を経験することができるからです。

　共感の基盤になるのは傾聴だと思います。相手の話に耳を傾け、相手の立場を理解し、その苦しみや悲しみあるいは怒りをともに感じてあげることができれば、素晴らしいことです。そのためには、相手の話す言葉だけではなく、表情や姿勢といった言葉にならないメッセージにも敏感になり、相手の気持ちを察することが必要だと思うのです。

　私たちは誰でも、苦しいときや困ったときに、自分の立場を理解してくれる人がいると、うれしいものです。あるいは、うれしいとまではいかなくても、支えられたと感じるでしょう。それは、誰にとっても大きな救いであるに違いありません。患者にとっては心の栄養になっていると思います。

3. 暖かさ

　セラピストの第三の条件は「暖かさ」です。「暖かさ」はいろいろな場面でさまざまなかたちで相手に伝わっていくものです。患者はセラピストの暖かさによって支えられ、治療に対してやる気を起こすのだと思います。相手をあるがままに受け容れるというのも、この暖かさの大切な表現です。

　考えてみると、暖かさは私たちが成長するための原動力のひとつではないでしょうか。子どもがすくすくと成長できるのは、親からたくさんの暖かさをもらっているからです。私たちの成長にとって、暖かさは欠かすことができない栄養のようなものです。患者の成長、患者の身体的な状態の改善を、一緒になって喜ぶセラピストの態度にも暖かさがあるでしょう。

　もちろん、日常生活の長さから見れば、セラピストと患者が接触する時間は週に1回もしくは数回、1回当たり数十分と限られたものです。しかし、そこで与えられたセラピストの暖かさとかはげましといった心理社会的な「栄養」は、患者が次の治療に来るまでがんばるエネルギーの源になるのです。治療が終われば、患者は帰ります。しかし、セラピストのイメージは患者の心のなかに残ります。治療を受けながら、はげましてもらい、やさしい言葉をかけても

らい、進歩と変化を指摘してもらった喜びは、患者の心のなかに残って次の治療まで支え続けるのです。こうした意味で、セラピストと患者の人間関係は、治療時間の間だけで終わるものではありません。

　暖かさが表れるのは、言葉だけではないのです。セラピストが患者を待合室に呼びに行き、名前を呼び、「この一週間はいかがでしたか」と身体の状態を尋ね、治療室のドアを開けてあげ、部屋のなかへ招き入れ、「どうぞ」と言って所定の位置へ導く動作、患者を迎え入れるまなざしなど、こうした一連の動きのなかから、患者はセラピストの暖かさを感じとるのです。ですから、暖かさは言葉でも伝わりますが、セラピストの動作、しぐさ、態度といった非言語的な働きかけからも伝わることが多いのではないでしょうか。

　さらに、セラピストは患者の機能、つまり、できることとできないことを誰よりも理解できる専門職です。たとえば病室まで送っていったとき、車椅子からベッドへ移乗して終わるのではなく、後で患者が困らないように環境を整えることは患者にとっては本当にうれしい気づかいです。布団を整える、テレビのリモコンを届くところに置く、部屋の温度を快適な状態にするなど、患者が自分ではできないことをさりげなく整えるなど、きめ細かな気配りをすることでも暖かさを伝えることができるでしょう。

　共感と暖かさとは密接に結びついていますが、必ずしも同じものではありません。相手の気持ちが「わかった」ということを、きわめて冷たく言うことだってできるでしょう。相手に共感していることを伝えるためには、一所懸命に耳を傾けて、相手の気持ちを読みとり、「〇〇さんの気持ちは□□なんでしょうね」と言うとか、患者が楽しいことやうれしいことを話せば、セラピストも笑顔で対応し、患者がつらいこと、苦しいこと、悲しいことを話せば、セラピストも悲しい表情で応じます。こうしたことを通して、共感を伝えることが可能になるのです。それと同じように、努力すれば、暖かさも少しずつ相手に伝えることが可能になります。

　たとえば、鏡に向かって「お疲れさま」「大変でしたね」「それは良かったですね」と言ってみて下さい。そのときに、鏡に映った自分の顔の表情が、言葉にふさわしい顔になっているかを確かめてみましょう。その言葉を録音して、聞いてみましょう。「お疲れさま」と言っているときに、その言葉に暖かさや思いやりがこもっているか、チェックしてみましょう。

こうした努力と練習は、セラピストが患者と良い人間関係を築きあげるには不可欠なものです。何を言うかも大切でしょうが、どんな表情でどんなトーンで言うかは、もっと大切なことだと思います。良い治療関係を患者と築くことは、持って生まれた能力ではないのです。ですから、良い治療関係を作るためには準備と練習が不可欠だと思います。

　もう一つ大切なことは、ともに過ごしたときを深めていくということです。セラピストは毎日多くの患者と接していて、気を抜くと患者の話を記憶できないことがあります。しかし、その時間は患者にとってはセラピストとともに過ごした貴重な時間であり、両者の間の人間的な関係は治療の積み重ねとともに深まっていきます。もしセラピストが前日に治療した患者が一所懸命話したことを忘れていたとしたら、患者はどう感じるでしょうか。また、毎回まったく同じように患者のことを心配し、また共感を示したとしても、それを喜ぶ患者もいれば、セラピストの対応がいつまでたっても同じであることに疑問を感じるかもしれません。また一方では、セラピストの心配を重荷に感じたり、いやがったりする患者もいるでしょう。セラピストはこうしたさまざまな患者の気持ちを感じとり、そして会話のなかから相手の言わんとすることを聞き取って、患者一人ひとりに対して適切な関係を作れるようになりたいものです。

4. 純粋であること

　良い人間関係を作るには暖かさが必要だと思います。しかし、それはあくまで純粋なものでなくてはなりません。でも、「純粋とは何か」ということは結構説明しにくいものです。ですから、まず純粋の反対のことから考えてみましょう。自分の利益のために相手を利用する、自分にとって都合のいい人には親切にしても、そうでない人には親切にしないというのは、純粋な親切ではないでしょう。セラピストに対して親しくしてくる患者や、セラピストの言うことをよく守る患者は大切にして、そうでない患者には冷たくしたのでは、患者の尊重という点で純粋さに欠けているのではないでしょうか。患者はセラピストがどんな具合に自分に接してくれるかにはとても敏感です。表面だけの暖かさや親切は、はじめのうちは通用しても、やがて見破られてしまいます。

純粋というのは、患者に対してだけではなく、セラピスト自身に対しても言えることです。自分自身をいつわらないことも純粋です。セラピストだって欠点もあれば弱点もあります。偏見や先入観を持っています。患者に接するときに、心のなかでいろいろ考えたり感じたりしているはずです。そうした自分の気持ちを率直に、正直に認めることが純粋といえるのではないでしょうか。自分の醜い部分に目をつむるのではなく、それを正直に見つめることも純粋だと思います。たとえば、自分が腹を立てているのに、「怒ってない」と言うのは純粋とは言えません。実際に経験していないことを経験したと言うとか、感じていないことを「感じている」と言うのも、怖いのに「怖くない」といった表情をしているのも、純粋とはいえないでしょう。たとえば、患者の話を窓の外を見ながら聞いておいて、口先だけで「あなたの心配はよくわかりますよ」と言ったのでは、患者はセラピストが本当に自分の身体の状態を心配してくれているとは思いません。また、セラピストは言葉だけではなく、行動でも気持ちや意図を表現しています。「それはおつらいでしょうね」と言っても、にこにこ顔で言ったのでは、患者は不快感を覚えるでしょう。また、口では「大丈夫ですよ」と言っても、しかめ面をしていれば、患者は目ざとくセラピストの心配を感じとるに違いありません。私たちの表現方法には、言葉によるものと、表情・姿勢・動作といった言葉によらない非言語的なものとがあります。表現方法は違いますが、両者が一致していれば、相手の人はそれを自然であると感じます。しかし、言語による表現と非言語の表現が違うと、なんとなく不自然に感じたり、違和感を味わったりするものです。

　純粋であるためには、患者の良い点だけではなく、良くない点も言わなければならないときもあるでしょう。そんなときにも、セラピストの気持ちと行動が一致しているならば、比較的受け容れてもらいやすいのではないでしょうか。

　純粋であるということは、共感などと同じように、ある程度訓練によっても身についてくるものだと思います。セラピストが患者の気持ちを察して、「あなたの気持ちは○○なのですね」とか、相手の気持ちをおもんぱかる言葉を口にしても、はじめのうちはなかなか板につかないものです。しかし、何度も言い、また試みているうちに、少しずつ自分のものになってきます。

　相手の気持ちを察して、「あなたの気持ちはわかりました」ということを患者に伝えようとするときには、「怒っているのですね」と言うよりも、「怒って

いるように見えますが」と推論のかたちで言うほうが、やわらかく聞こえるものです。こうしたちょっとした工夫や心がけが患者にとっては、大きな救いになると思います。

　セラピストはできるだけ言行一致というか、言語と非言語の不一致を減らしたいものです。セラピストが共感的で、暖かく、純粋さを示すことができれば、患者は次第にセラピストに向かって心を開き、そこに信頼にもとづく人間関係ができあがるのではないでしょうか。こうした人間関係ができると、患者はセラピストに自分の心のなかを語りながら、やがて自分自身の心のなかをのぞくことができる可能性が、少しずつ大きくなってきます。そうなれば、患者は自分の気持ちを客観的に見つめることができるようになるでしょう。

5．秘密を守る

　長期の入院で衰弱した身体的機能を回復させるため、あるいは手術後のリハビリテーションなど、患者の病状や身体的な状態に応じてさまざまな治療プログラムが行われます。こうした治療は、セラピストの指導のもとに進められるものですが、治療の合間にセラピストと患者の間に会話があったり、患者の状態によっては治療を進めるよりも、患者に話しかけ、また患者の話を聞くことが、セラピストの役目になる場合もあると思います。

　セラピストは治療にたずさわる者として、患者の身体的な状態、障害や病気の程度、家族状況、生活環境など、多くの個人情報を知る機会があります。また、患者は治療の間に、さまざまな個人の生活のことや個人的な経験をセラピストに話します。しかし、その内容は、患者のきわめてプライベートな世界に属するものが少なくありません。

　患者は自分のプライベートな世界で起こったことや考えたことを、セラピストに話した後で、「話しすぎた」「しまった」「セラピストから誰かに内容がもれるのではないだろうか」といった不安を感じることがあると思います。こうした事態を避けるためにも、セラピストには医療チームの一員として、自分には患者の秘密を守る責任（守秘義務）があることを、よく覚えておきましょう。この社会で医療関係の専門職といわれる仕事につくすべての人は、自分の仕事

を通して見たり聞いたりしたことを、患者に対する医療行為以外の目的で話したり、書いたりすることは許されません。つまり、セラピストは患者の秘密を守ることが、専門家つまりプロフェッショナルとしてとても大切な倫理なのです。

　そして、患者の秘密を守ることによって、セラピストは患者から信頼されるようになるのです。当然のことですが、患者の情報については臨床現場以外のところでは絶対に話してはいけません。たとえば、同僚との帰り道、上司と食事に行ったときなど、たとえそれが自分のセラピストとしての相談であったり、愚痴であったとしても、患者に関係することが含まれていないように十分な注意が必要でしょう。また最近はツイッターやブログなど匿名であったとしても、患者に関わる話は仮に好ましい内容であったとしても慎重に扱うべきです。人の価値観はさまざまです。情報だけが独り歩きする可能性があり、セラピスト全員の信用に関わることになるかもしれません。

　患者の個人情報の一つに、病気や障害についての内容があります。臨床場面では、たとえば、患者が元気のなさそうな顔をしている他の患者の様子を心配して「どうしたの」と尋ねてきたり、最近訓練室に顔を出さなくなった人を心配して、「どこか悪くなったの」と尋ねてきたりすることも多いでしょう。このような場合どのように返事をするかはとてもむずかしいことです。そのときの状況にもよりますが、たとえば「そうですね。いらっしゃっていませんね。いろいろご心配くださりありがとうございます。私は担当ではないのでよくわかりませんが、もし、知っていても他の患者さんのことはお話しすることができないことになっているのですよ。個人の情報になるので、お話ができないことをご理解くださいね」と話せないことをハッキリと伝えるのも良いでしょう。聞いた患者もこんな風に自分のことも他人には話さないセラピストなのだと理解してもらえますし、また信頼も高まるにちがいありません。

　また、カンファレンスなどで情報交換する場合にも守秘義務について留意しておくことが必要です。この情報は、治療に関係があることなのか、治療チームのなかで共有することが必要か、またオープンにして良いかどうか患者本人に確認する必要があるかを判断するなど、秘密を守ることを真摯に考えることがセラピストの資質の一つであることを心にとどめておきましょう。

6. 人間関係の独自性と共通性

　ある特定のセラピストと特定の患者の間の人間関係は、他のセラピストと患者の間にみられる人間関係と共通の部分もありますが、その二人の間にしか存在しない独特の人間関係でもあると思います。セラピストがどうやって患者に話しかけ、またどんな具合に患者の話に耳を傾けるか、どうやって患者に接するかという態度と行動、あるいはセラピストの背景とか容姿といったものは、その人だけにしかない固有のものです。また、一人ひとりのセラピストにも患者にも、その人だけの特徴というか人間としての独特の質のようなものがあると思います。

　ひと口に人間関係といっても、それぞれが個性を持った人と人との交わりですから、簡単に一つの公式にいれてしまい、すべての人と人との交わりを「こうです」とか、「こうすればうまくいきます」と言いきってしまうことは、結構むずかしいことではないでしょうか。ですから、セラピストは相手独特の持ち味というか、やり方、個性、生き方、接し方、交わり方を尊重しながら、患者を受け容れることが大切だと思います。

　ですから、そうした生身の人と人の関係では、「馬が合う」とか「コンビが良い」あるいは逆に「馬が合わない」「コンビがもう一つ良くない」などというようなことが生じます。プロ野球のコーチから聞いた話ですが、ピッチャーとキャッチャーの間でも、うまくコンビが組める選手と、そうでない選手がいるそうです。ですから、あるピッチャーが登板するときには、そのピッチャーの長所を引き出すのが上手なキャッチャーと組ませるのだそうです。

　セラピストにだって、「うまの合う」患者とそうでない患者がいるだろうと思います。しかし、野球のバッテリーのように、相手つまり患者によってセラピストを変えることはできません。こんなときは、少々コンビの悪いピッチャーとキャッチャーだって試合に出ているし、二人の選手の間でベストの投球をするように心がけているのと同じだと考えていただきたいと思うのです。

　また、野球のピッチャーにも持ち玉つまり得意な球種があるように、セラピストにもその人の持ち味なり特徴があるに違いありません。笑顔で相手をリラックスさせることができる人もいれば、やさしい態度で患者を安心させることが

できる人もいるでしょう。人さまざまです。ご自分の特徴を理解し、自分の長所を前面に押し出して治療に当たっていただきたいと思います。

7. 患者に信頼してもらう

　セラピストが患者に信頼してもらえるような人間関係のことをラポールと呼んでいます。患者に親しみを感じ、信頼してもらうためには、「セラピストが患者と一緒になってともに歩く」といった気持ち、態度、ペースが必要です。セラピストが先頭に立って、ひっぱっていくという態度よりも、患者と一緒になって進むということのほうが、患者は安心し、気楽に感じることができるのではないでしょうか。

　セラピストが患者の話に耳を傾けることの重要性は、すでに何度も述べました。それと同時に、患者の病状や今後の見通しはどんなものか、患者はそれについてどう考え、どう感じているかを理解しておきたいものです。ただ、そうしたことはわからなくても、患者とセラピストの間に人間的なふれあいがはじまり、お互いの間に信頼関係が芽生え、人間関係が築けるというきざしが見えれば大成功だといえるでしょう。

　患者に「このセラピストならば、自分が置かれている状況を話しても大丈夫だ」という気持ちを持ってもらえることは、治療を進めていく上で、とても大切なことだと思います。もちろん、患者が治療に来るのは、自分の身体的な状況を改善するためです。ただ、心と身体はたえず結びついています。患者がセラピストを信頼し、良い人間関係が築かれるときに、治療がよりよく進むことは当然だろうと思います。

　患者のなかには、自分が病気や障害をもち、治療を受けることを、何か恥ずかしいことであるように思っている人も少なくありません。「こんな姿を見られたくない」「知り合いに杖で歩いているところを見せたくないから、屋外歩行練習はしたくない」などといった患者の気持ちを否定したり非難するのではなく、まずあるがままに受け容れることから出発したいものです。そうしたセラピストの態度に触れることによって、患者は次第に自分の持つ障害や病気あるいは考えを受け容れやすくなるのです。

たとえば、一人ではトイレに移動できない患者から、「トイレのたびに、看護師を呼ぶのは気を使うし、何より呼んでもすぐに来てくれない、情けない」という訴えを聞くことはよくあります。ただ、このときセラピストがどのような立場で患者の話を聞くのかは微妙な問題を含んでいます。病院の体制から言えば、患者のコールにいつも即時に対応するのは無理なことです。しかし、患者はコールを押す前に恥ずかしさと迷った末に、やっとの思いでコールを押したのです。ところがそれに、応えてもらえなかったために、情けない思いを毎日何度も味わっていることでしょう。患者は日常の世話をしてもらう看護師には言えないような自分の気持ちを、セラピストにもらすことが少なくありません。そんなときにはまず患者の立場に立って、「そうですか、毎日のことだから、つらいですよね」「排泄のことで毎回、他人に助けてもらわないといけないのは情けない気持ちになりますよね」といった具合に患者に対して共感的な態度をとりたいものです。「看護師さんも忙しいですからね……もっと早めに知らせたらいかがですか？」といった返事は客観的で問題解決につながるように見えますが、患者の心を閉ざしてしまう可能性があるのではないでしょうか。
　単純に気兼ねをしなくても良いということを伝えるのではなく、たとえば、「トイレをがまんするとか、水分を取らないようにしていると、脱水症状や膀胱炎で体調をくずしてしまうことになりますよ。そうすると回復が遅れるので、気兼ねなさらないでどんどん言ってくださいね」といった具合に、こちらがお願いする形をとるのも良いでしょう。
　実際には、こうしたことを頭で理解していても、自分からはどうも助けてと言いにくいという患者もいます。このような状況については、第VIII章アサーション・トレーニングでもう一度、詳しく取りあげたいと思います。

8. 患者の心に近づいても客観性は失わない

　セラピストは治療中に患者の家庭の状況をはじめ私的な生活のこととか、個人的な悩みや訴えを聞くことが少なくありません。セラピストはそれに熱心に耳を傾け、共感はしますが、自分をあくまでセラピストという立場において、患者が話す内容を客観的に見つめ、患者と少し距離をおいて接する、あるいは

客観的に考えるという態度が必要です。

　セラピストは患者の私的な生活上の問題や悩みといったものに関しては、自分の判断を患者に押しつけるのではなく、患者が、自ら考え、選択し、決定するという過程を、ちょっと距離を置き、客観的に見つめ、尊重するという態度を持ちたいものです。ただし、こういう面をあまりにも強調すると、セラピストのあり方がとても冷たいものになってしまいます。ですから、セラピストはある程度患者の心と気持ちに近づき、自分の暖かさ、やさしさ、思いやり、心配、関心を示し、また相手の立場に立とうとするだけではなく、「私はあなたを助けようという気持ちと意図を持っていますよ」ということを伝えることがとても大切だと思います。

　したがって、セラピストは患者の立場に近づいてその人の主観的な世界に入るときもあるでしょうし、逆に、患者の状態を外から観察しチェックするという客観的な立場にいなくてはならない場合もあると思います。つまり、セラピストはセラピストの立場と患者の立場の間を、行ったり来たりしながら、患者の話を聞くというむずかしい役割をはたさなくてはならないのです。

　患者の主観的な世界に入るということは、セラピストが患者の話を一所懸命に聞きながら、患者の気持ちをある程度自分のものとして感じるということです。しかし、それはあくまでセラピスト自身の個人的というかプライベートな経験だけではなく、もっと広い知識にもとづきながら、患者の気持ちに触れるとか、患者がおちいっているさまざまな状況を理解するといった感じのものではないでしょうか。

　もしセラピストが患者と同じような経験をしているならば、相手の状態を把握するとか、相手の気持ちを感じとる上でとても都合がいいだろうと思います。しかし、まったく同じ経験はしていなくても、患者が味わっている状態に少しでも似ている自分の経験を思い出すことで、ある程度相手の気持ちに近づくことができるのではないでしょうか。つまり、そうすることによって、今まで以上に共感的になれると思います。

　たとえば、妻を亡くしてさびしいという患者の訴えを聞いたセラピストが、自分は結婚していないけれども、自分が失恋したときの悲しさを思い出し、「どれだけさびしかったか」「どれだけつらかったか」を振り返ってみるのです。そして、その患者がそれをはるかに越したさびしさを味わっていると思うこと

で、より共感的になれると思います。こうして、患者の個人的な経験について、セラピストが自分の経験を思い出し再体験することで、患者のさまざまな気持ちを自分のものとして感じ、患者の気持ちの理解とセラピストの共感性が高まるのではないでしょうか。

しかし、セラピストがあまりにも患者の気持ちに近づき、相手の気持ちの世界に土足のまま上がってしまっては大変です。ですから、セラピストはもし自分があまりにも患者の心のなかに足を踏み込みすぎたと感じたときには、そのことを率直に認める必要があると思います。そんな場合には、そっと患者と自分の間の心理的な距離をあけるようにしたいものです。心理的な距離をとることが客観性を与えてくれると思います。

9．患者の選択と決定を尊重する

患者にかぎりませんが、すべての人には自分の希望に基づいて、これから自分が進んでいく道を選び決定する権利があります。ですから、普通セラピストは直接治療に関係すること以外は、患者に「ああしなさい、こうしなさい」と命令することはできるだけ控えるべきだと思います。もちろん、そのためには、セラピストが患者の話によく耳を傾け、「あなたのお話はこうなのですね」「それは悲しかったでしょうね」「それは良かったですね、うれしいでしょう」といった具合に、相手の話す内容や気持ちによく耳を傾け、聞いた内容をセラピストの言葉で言ってあげる（つまり、反射する）ことや、「わかった」ということを相手に伝えることが大切です。

これにより、患者は自分が何を話しているかを、ちょうど自分の姿を鏡で見ているように理解することができます。また、患者はセラピストに自分の悩みや苦しみ、あるいは喜びをわかってもらえたという気持ちになれるでしょう。こうした気持ちは、患者にとっては大きな心理的な支えであり、慰めであり、またはげましになると思うのです。

そのために、セラピストは患者が話すことに耳を傾け、患者が話すことを繰り返す「内容の反射」や、相手の気持ちを察して「あなたのお気持ちは○○なのですね」といった具合に「感情の反射」の技法をよく使います。これにより、

患者は「私のことをわかってもらえた」といった気持ちになることができるのです。

　こうした面接の技法から出てきた患者との接し方は、決してセラピストが患者の考えや気持ちをひっぱっていくものではなく、患者が考えていることや患者が感じていることを一緒に感じ、ともに歩くといった感じのものです。その意味で、セラピストは患者が自分の持っている多くの可能性を、自分自身で考え、自分自身で選び、そして自ら決定するのを、そばについていて支え、一緒に歩くという態度と気持ちが必要なのではないでしょうか。

　リハビリテーションの目的は全人間的復権であり、その人らしい生活の再構築、自己実現であるといわれています。そのためには患者が受身的な態度ではなく、積極的つまり主体的な態度で自分の問題と取り組むことが必要不可欠です。患者が自分の行く道を自分で決めること、そしてその結果には自分自身が責任をもつこと、つまり患者が自己決定をしていくことを支援するのが、専門職としてのセラピストの役割だと思います。

　自己実現という言葉は、自らを高め、向上させていく力あるいは傾向という意味で用いられます。それは、日常のごく些細なことなどを自分で決めたり、自分で選んだりすることの積み重ね、つまり自己選択と自己決定から導かれていくものです。セラピストは患者との関わりの場面では常にこうしたことを意識していたいものです。もちろん、それは患者にとってもセラピストにとっても決して簡単なことではありません。患者の主体性を尊重するという意味では、患者と家族の希望が最優先されるべきでしょう。そのためには、セラピストはたえず患者が何を求め、何を必要としているのか、つまりニーズの発見に努めなくてはならないのです。

　たとえば、否定、失望、落胆という気持ちから生まれる「あきらめ的希望」であればどうでしょう。その希望が達成されたとしても、患者は達成感や満足を感じることはないでしょう。また、患者のなかには逃避や拒否のように現実を受け容れられないで「麻痺した手が以前と同じように動いてほしい」「杖なしで歩けるようになりたい」といった、希望というより一種の願望のようなものをもっているならば、それは一見前向きに見えますが、やがて患者は「できない」という現実を体験し、むなしさと悲しみにおそわれることになるでしょう。これでは現実を乗り越え、新たな一歩を踏み出すことができません。

セラピストは患者が、「本当の希望」は何なのかを見つけることを助けるのが役目です。それには「どうなりたいのか」「何がしたいのか」という主観と、今現実は「どうなのか」「どうなっているのか」という客観との間を行ったり来たりしながら、患者が自分自身を客観視できるように手助けしたいものです。その意味からも、セラピストは患者の心に近づく主観的な立場と、患者の状況を外から観察しチェックするという客観的な立場に置かなくてはならないのです。
　セラピストが患者との間で日常よく経験することについて考えてみましょう。「今日は治療には行きたくない」といって治療を休むのもひとつの自己決定だと言えるかもしれません。一方、治療にそなえて、他者に手伝ってもらわずに、自分の意志で靴を履こうとし、持ち物を揃えようと準備をしている患者もいます。こうした患者の一つひとつの行動には意味があり、また意義があるはずです。できるだけその患者の意味と意義を推測し、理解し、患者がどのように自己選択をなし、自己決定をしているかを敏感に感じとることもセラピストの大切な役割です。毎日の生活のなかで、自分で選んだり決めたりする機会が多くなっていけば、患者は自分の生活を自分で選択決定しているという実感が増し、それが自己実現へとつながっていくのではないでしょうか。

第 III 章
患者の気持ち

1. 患者の理解

　こんなシーンを見たことがあります。リハビリ室に高齢の男性患者が歩行器でやってきました。しかし、リハビリ室に到着するなり、大きなそして広いマットの上にうずくまってしまいました。それを見た担当のセラピストがすぐにやってきて、「○○さん、どうしたのですか？　しんどいですか？」と声をかけましたが、この老人は「疲れた、しんどい」と言うばかりでした。
　セラピストはこの患者の座りこんでいる顔の高さまで自分の身体をかがめて、患者の顔をのぞきこみ、「○○さん、今日はしんどいね……」と言って彼に語りかけました。患者がセラピストの顔を見ると、セラピストはニッコリ笑って「いいですよ。ここでしばらく休んでいましょう」といって隣に座りました。セラピストは一緒に座っているだけで、しばらく黙っていましたが、患者が少し頭を持ちあげて視線が合ったときに、「○○さん、ちょっと顔色が良くなってきた」と言って、またニッコリほほえみかけました。患者は相変わらず「フー、フー」と荒い息遣いをしていましたが、セラピストの笑顔につられるように、「ちょっと楽になった」と言いました。
　セラピストは「そう、それは良かった。○○さんがこの前に話してくれた、陸上競技部での走りの後もこんな具合でした？」と尋ねました。「そうだね……陸上競技のほうがもっとしんどかったかもしれんな……」とぽつりと言いました。このとき、患者がかすかに笑顔を見せたのをセラピストはキャッチして、「駅伝の練習は長距離だから、大変だったでしょう」と話を彼の高校時代の部活動に向けました。すると、患者は自分が高校時代に陸上競技部に属していたこと、下級生の頃は足が遅くてよくどなられたこと、でも一所懸命に努力

して3年生のときにはキャプテンをしていたことなどを、ぽつりぽつりと話しはじめました。
セ 「キャプテンだったら、大変だったでしょう」
患 「そうだね、監督と選手の間の板ばさみになることもあるからね。仲間であっても、キャプテンとしてきついことを言わないといけない時もあるしな」
セ 「そうでしょうね。苦労なさったでしょう」
患 「でも、あの頃は若かったし、元気やったな。しんどくても、こんなに座るようなことはなかったね」
セ 「そうでしたか」

　この日は予定の治療はほとんどやれませんでしたが、患者は元気になってニコニコしながらリハビリ室を後にしました。
　ことによると、このセラピストが「しんどい」「しんどい」と言って患者が座りこんでしまったことにだけ、注目と関心を示していたならば、この患者がまた「しんどい」とセラピストに訴えることを強めるだけの結果に終わってしまったかもしれません。しかし、患者が苦しんでいることを受け容れ、「思いやり」の気持ちを伝えたことで、この患者は少し元気を取り戻し、リハビリとセラピストに好感をもって病室に帰っていきました。この日、この患者はほとんど治療には参加できませんでしたが、患者の心をセラピストと治療のほうに向けることができたのではないでしょうか。
　身体的な治療や訓練と平行して、患者の気持ちをくみ、心を支えるためのちょっとした心遣いが治療に暖かさを与え、患者の回復をはげますのではないでしょうか。また、患者の状態がよくなるところを見れば、セラピストの心もなごみ、努力が実ったという気持ちになれるだろうと思います。

2. 気持ちをくんであげましょう

　患者の話すことがよくわからないとか、十分に理解できないときもあります。何も患者に限りません。配偶者や親しい友人との間であっても、そういうことはよく起こります。そんなときには「何ですか」とか「どういう意味ですか」と直接的に尋ねるのもいいでしょうが、もしそれが少しストレートすぎると感

じたならば、患者の話したことをセラピストが繰り返して言うとか、「あなたのおっしゃりたいことは、こういう意味ですか」「とおっしゃいますと？」と疑問形で問い返してみるのもいいでしょう。

少し間接的な形の質問のほうが、相手におだやかな印象を与えることができます。あるいは「あなたの言われたことは、こういう意味なのですね？」と具体的な疑問形にして返すのもいいでしょう。また、こうした形の質問は、患者にセラピストが一所懸命に聞いているということを伝えることができます。誰でも、自分の話に相手が熱心に耳を傾けてくれるとうれしいものです。そうすることで、患者に「どうぞそのままお話し下さい」「私はあなたの話を一所懸命に聞いていますよ」と言うのと同じ意味を、相手に伝えることができます。

患者にとってセラピストが自分の不安、心配、あせり、うれしさ、喜びといった気持ちをわかってくれるだけでなく、
「それは心配でしょう」
「これからどうなるのか不安ですよね」
「なかなか良くならなくて、いらいらなさるのではないですか」
「だいぶ回復してきて良かったですね。うれしいですね」
と、患者の気持ちを言葉に出して言ってもらえたら、患者は「この人は私の気持ちをわかってくれる」という安心感をもち、セラピストに対して心理的にぐんと近づきます。こうした経験が患者とセラピストの間の人間関係を暖かいものにしますし、次第に心と心が通じ合えるようになるのです。これを「感情の反射」といいます。

もう一つ、感情の反射が果たす役割は、セラピストが患者の気持ちを鏡で映しだすように、言葉で言ってあげることです。それにより患者が自分の気持ちを「ああそうか」といった具合に気がつくことができるのです。誰にとっても、自分で自分の考えや気持ちを理解することはむずかしいものです。私たちの心のなかには、同じ人、同じ物、あるは事象について相反する気持ちがうごめいていることが少なくありません。たとえば、ある人に会いたいけれど会いたくない、職場に早く復帰したいけれど復帰したくないといった具合に、対立する二律背反的な気持ちを同時に経験するという現象です。ことによると、心の底では相手に感謝しているのに、表面的にはつらく当たったり、けなしたり、意地悪をするといったことがあるかもしれません。ですから、自分の気持ちをつ

かむことは容易なことではありません。こんなときに、セラピストが患者の気持ちを言ってあげて、鏡のように患者の気持ちを映しだしてあげてはいかがでしょう。

3. 感情の種類（5種類の感情）

　感情は、幸せ、恐れ、嫌悪、怒り、悲しみといった五つに大別することができると言われています。もちろん、そういった気持ちは言葉だけではなく、顔の表情、姿勢、動作といった非言語的な形で表れることも多いと思いますが、ここではまず、五つの感情を表す言葉を考えてみましょう。筆者たちのクラスの学生が、五つの感情を示す言葉を書いてくれましたので紹介します。

♣幸せを表す言葉
　うれしい、楽しい、喜び、幸せ、いい気持ち、気分がいい、満足、良かった、最高だ、すばらしい、安心できる、暖かい、明るい、感謝したい、信頼されている、わかってもらえた、満たされている、おだやか、わくわく

♣恐れを表す言葉
　不安だ、こわい、心配だ、心細い、おびえる、気になる、ふるえる、びくびくする、おじけづく、ひるむ、どうしていいかわからない、おののく、動揺する、すくむ、目をそらしたくなる、緊張する、逃げ出したい、どきどきする

♣嫌悪を表す言葉
　汚い、嫌い、気持ちが悪い、いや、うっとうしい、うざい、くさい、苦しい、うるさい、つらい、いやらしい、おぞましい、気持ちが悪い、気分が悪い、みにくい、暑苦しい、息苦しい、痛い、気味が悪い、暗い、けむったい、避けたい、寒い、騒がしい、吐き気がする、腹が立つ

♣怒りを表す言葉
　腹が立つ、頭にくる、はがゆい、いらいらする、むかつく、はらわたが煮え

くりかえる、許せない、くやしい、怒る、憎らしい、殺したいくらい、いやだ、嫌いだ、カチンときた、かっとなる

✤ 悲しみを表す言葉

がっかりする、なさけない、やりきれない、気落ちする、肩身がせまい、かわいそう、さびしい、涙が出そう、せつない、悲しい、落胆する、みじめだ、悩んでいる、泣きたい、痛々しい、あわれな、胸がしめつけられる、つらい、暗い、死にたい、苦しい、わびしい、残念だった、屈辱的、絶望的、後悔している

読者のみなさんもさまざまな感情を表す言葉を書きだしてみて下さい。

4. 感情発見のロールプレー

ロールプレーで相手の気持ちをキャッチして、それを言葉に出して言ってみましょう。

話し手（患者）：自分の作ったストーリーを話します。
聞き手（セラピスト）：「話し手」の話す言葉のなかから相手の気持ちを感じとり、それを話し手に「〇〇の気持ちなのですね」と言ってみましょう。

♣「幸せ」をテーマにした感情発見のロールプレー ♣

その1

先生、一昨日のことですが、いままで動かなかった足が少し動くようになりました。

それは良かったですね。うれしいでしょう。

その2

この前の日曜日、家内が近所の公園まで車椅子を押して連れてってくれたんですよ。

そうでしたか。それは楽しかったでしょう。

その3

先週、私が退院したからといって、子ども達がみんな孫を連れて集まって、近所のレストランで退院祝いをしてくれたんです。

それはすごい。幸せいっぱいの気分でしたね。

その4

先生、昨日うちのマンションのまわりをひとりで歩いて一周することができたんですよ。

それは良かったですね。すばらしい。

練習問題

　相手の人に自分の気持ちを理解してもらえることはうれしいものです。
　相手の気持ちをキャッチする練習をしてみましょう。
　聞き手が、患者の気持ちを感じ取り、「あなたの気持ちはわかりました」ということを別の言葉で表現できるような返答を考えられるといいですね。

たとえば、このような感じです。

> 明日は退院できるので、わくわくしています。

> 明日退院ですか、それはうれしいでしょう！

それでは練習問題に入ります。

> ①今日は天気がいいので、駅からバスに乗らずに歩いて病院まで来ました。

> ② 遠くに住んでいる息子が、わざわざ見舞いに来てくれたんです。

> ③ もう立てないんじゃないかと思うと、この先どうしたらいいのかわかりません。

> ④ 毎日、夜中に目が覚めるとなんだかとても恐ろしい気持ちになって泣きたくなるんです。

> ⑤ こんな身体になってしまったら、生きていても仕方がありません。

> ⑥ 孫が会いに来てくれても抱くこともできなかった。

①から⑥の言葉から、わかる気持ちを別の言葉で言い換えてみましょう。

次のようなものが答えの例として考えられます。

① それは気持ちが良かったでしょう。

② それは良かったですね。うれしかったでしょう。

③ それは、不安ですね。少しずつ一緒にがんばってみましょう。

別の言葉に言い換えるのは慣れていないとむずかしいかもしれませんね。

④ ぐっすり眠れないのはつらいですね。

⑤ 本当につらいですね。

⑥ それは、残念でしたね。

いよいよ実践問題です。ご自分で答えを考えてみてください。

① 昨日の夜、足が痛くて目が覚めてしまって……それから眠れませんでした。今日はフラフラです。

② 娘が、久しぶりに面会に来てくれて「早く帰ってきてね」と言ってくれて……ホッとしました。

③ 手術後初めてトイレに行ったんです。ドキドキしました。

どのような返事が考えられますか。二つずつ思い浮かべてみてください。

5．沈黙の尊重

　私たちは誰かと話をしているときに、沈黙が起こることをいやがります。話題がなくなり、会話がとぎれると、何か白々しいというか、気づまりな雰囲気が生まれることが多いようです。これは、沈黙のなかには黙殺する、冷ややか、不安、困惑、依存、恥ずかしさ、抵抗といった否定的な気持ちや要素が含まれ

ると感じてしまうからだろうと思います。ですから、沈黙が続くと、私たちはあわててしまい、相手に言ってはいけないようなことが口から出てしまったり、せっかく話していた大事なことから話をそらしてしまったりします。でも、沈黙のすべてが否定的なものばかりではないのです。黙って相手を見守るとか、相手の話を聞こうとする肯定的な態度の表れである場合もたくさんあります。

患者との会話で生じる沈黙のなかには、患者がセラピストに言いたいと思って胸のなかにしまっておいたものを、やっと語り、「やれやれ話せた」といった安堵の沈黙もあるでしょう。また、これから何をどう話そうかと考えている場合もあるかもしれません。このように患者の沈黙には、さまざまな意味があることを理解しておきたいものです。ですから、患者との間に沈黙が起こったからといって、あわてて何かをすぐに言って沈黙を破ろうとする必要はないのです。できるだけ、傾聴しようという態度で患者に接しましょう。

6. 相手に個人的な感情を感じているとき

セラピストから見れば、みんな同じ患者です。でも、その一人ひとりの心のなかは多種多様です。自分の障害について大きな不安をもっている人、家庭のなかで孤立している人、身よりのない人、孤独な人、さびしがりや、自己顕示欲求が人一倍強い人など、実にさまざまです。さびしい人から見れば、セラピストは頼もしいし、理解があるし、かっこうがいいし、立派に見えます。ことによると、セラピストのなかに、父親、母親、兄、姉、配偶者、恋人、友人、の姿を重ねあわせて見ていることだってあるでしょう。それは、患者の表面の行動には表れなくても、あるいは本人が気づいていなくても、心の奥底でそういった願望のようなものがうごめいていることもあるのです。

こうした患者の態度に接したとき、はじめのうちセラピストはそれに過敏に反応したり、拒絶したりすることがあります。しかし、そうした行動は患者を傷つけることになりかねません。ですから、一般的に、患者の好意あるいは肯定的な感情は「いちいちそれを取り上げずに、黙って拒絶しないで見守る」というのが一番シンプルかつ安全な対応の仕方だろう思います。そうした中立的な、しかし、相手を十分尊重する態度で接していれば、やがて潮が引くように

患者の高ぶった感情もおさまっていきます。患者のこうした感情の高ぶりは、多くの場合一時的なものであり、セラピストが、受容的ですが自分から積極的には相手の気持ちにかかわらないで接している間に、やがて消えていくことが多いようです。

患者がセラピストのなかに父親、母親、兄、姉、配偶者、恋人などを感じるように、セラピストのほうが患者から父親とか母親、あるいは女性や男性を感じる場合もあるだろうと思います。患者のことを好きだ、嫌いだ、気まずいという気持ちは、こうした心理的な動きと関係しているかもしれません。特に、セラピスト自身が不安だったり、さびしかったり、家族内で疎外されているような私的生活を送っているような場合には、患者に対してそうした気持ちを感じやすいということを、心得ておくことが大切です。そうした感情が起こっても、不思議であるとは思いません。しかし、プロフェッショナルな人間として、それが表面の行動に表れるということは、倫理的に許されないことです。したがって、セラピストは自分の心のなかを正直に、率直に、見つめることが大切です。

もし、自分の感情を自分の力でコントロールすることがむずかしい場合には、職場の上司や同僚に相談するという勇気が必要です。あるいは、病院のなかのカウンセリングの部門や医療ソーシャルワークの担当者と話し合うのも良いでしょう。

7. 自分で自分をどう思うか

どんな人でも、幼いときから、両親をはじめ周囲の人からどう思われ、どう扱われたかという経験を通して「自分はどんな人間か」という一種の自己概念のようなものができあがります。つまり、自分で自分をどう思うかです。そして、一度「自分はどういう人間である」と思い込むと、それはなかなか変わりにくいという傾向を持っています。

何かを上手にするとか、解決することができれば、その経験自体が喜びとなり、自信につながります。また、周囲の人も「あの人は良くできる」と高い評価をするようになります。そうすると、自信はいっそう強くなります。そういっ

た経験をどう受け取るかも、自己概念におおいに関係しているにちがいありません。たとえば、非常に高い要求水準を自分に求めるならば、少しぐらい上手にできても、あまり満足しないでしょうし、自信にもつながらないでしょう。

セリグマン（Seligman, 1990）というアメリカの心理学者は、人間をペシミスト（悲観主義者）とオプティミスト（楽観主義者）に分けています。彼が悲観主義者と呼んでいる人たちの特徴は、自分にとって悪い状況が続くと、自分は何をやってもうまくいかないと思い、それは自分が悪いからだと考えてしまうというのです。一方、彼が楽観主義者と呼んでいる人たちは、同じように悪い状況が続いても、悪い状況は一時的なものだし、それを引き起こしている原因もその場かぎりのものだと考えるというのです。つまり、楽観主義者は、失敗や悪い結果は自分のせいではなく、そのときの条件とか、運が悪かったとか、自分以外の人や要因が引き起こしていると考える傾向があります。したがって、こうした人たちは失敗にめげることなく、努力をし続けるとセリグマンは書いています。彼の「楽観主義と悲観主義」という考え方は、自己概念とは違いますが、少し似ているところがあるように思います。

私たちが接する患者がどういう自己概念をもっているか、また楽観主義の人か悲観主義の人かということを考えてみるのも、患者を理解する上で、ひとつのものの見方を与えてくれるのではないでしょうか。

楽観的なものの見方をする患者、自分はやれるのだという肯定的な自己概念をもっている患者ならば、積極的に病気や障害に立ち向かうことができるかもしれません。しかし、悲観的で、否定的な自己概念をもっている患者ならば、「できること」でも「自分には無理だ」と思い込んでしまうとか、自分の能力を過小評価してしまうことがあります。患者にこのような傾向がある場合には、まず本人ができることから出発して、小さな成功をたくさん経験してもらうことによって、少しずつ自分に対する肯定的な気持ちを味わってもらうことが大切だと思います。

もちろん、悲観主義の良い面もあるでしょう。セリグマンは日本心理学会での招待講演のあとの質疑応答のなかで、悲観主義の人のほうが適している職業がありますといって三つをあげました。まず、医師です。お医者さんが患者の病状を十分検査もしないで「大丈夫ですよ」と言うようでは困ります。「他にも悪いところがあるかもしれない」「この治療でいいのか」と、常にこれで良

いのか、もしかしたら「もっと良い方法があるのでは」と検討を繰り返してもらわないと困ります。次は、公認会計士です。この人たちが依頼人の会社の帳簿をチェックするときには、慎重のうえにも慎重にやってもらわないといけません。「〇〇さんの会社ですから大丈夫ですよ」と言って、ろくろく帳簿も見ないで判を押すような公認会計士では信頼できないでしょう。三つめは、スポーツチームの監督だというのです。明日、強い相手と大切な試合があるのに、「大丈夫、大丈夫」といって相手の分析もせず、作戦や計画も立てずにいるような責任者では困ります。

　もちろん、100パーセント楽観主義の人とか、100パーセント悲観主義の人はいないでしょう。しかし、セリグマンの主張しているポイントは、セラピストにとっても参考にすべき点が少なくありません。

　やる前から「私にはとてもできない」「私には無理だ」と思っている患者よりも、「私ならばやれる」「私ならば大丈夫だ」と思っている患者のほうが、進歩も早いし、回復が早いようです。しかし、障害をもつ患者は、生活のなかで常に「自分には無理だ」と感じることが多いでしょう。そんな状況では、これまでは楽観主義であった人でも「自分はだめな人間だ」「自分には進歩がない」と思うようになってしまいます。それを防ぐためには、治療のなかで、患者が少し努力すれば必ず成功できることを課題として選ぶことが重要です。セラピストがまず患者がやれる程度のこと、たとえば「歩く」ことが目標ならまず「立つ」ことを課題に、「10メートル歩く」ことを目標にするならまず「1歩歩く」ことを最初の課題として提示し、それがやれたら患者と一緒になって喜び、ほめることが大切だと思います。

8. 心の仕組み

　私たちの日常生活での人と人の関係は、作用・反作用のような「やりとり」です。親が子どもを、先生が生徒を「こんなことをしたらだめじゃないか」と叱るとどうなるでしょう。子どもや生徒は「縮みあがったり」、それほどでなくても「怖がる」とか「緊張」します。それを見て、私たちは「叱った効果があった」と思い、子どもが悪いことをしたら、また叱ります。確かに、叱れば

それなりの効果はあるのです。たとえば、騒いでいた子どもは、叱ると静かになります。でも、それは表面的な反応で、実はへそを曲げるとか、心のなかでは怒りや反発を感じていることが多いのです。

人の心というのは非常に複雑で、自分でも自分の気持ちというか心のなかがわからないときが少なくありません。つまり、自分でも気がつかないうちに、さまざまな感情が働いていることがよくあるのです。たとえば、私たちは本心では「好き」なのに、口では「嫌い」と言うことだってあります。人の気持ちというのは、本当にわかりにくいものです。

それに、心の仕組みというのは、残念ながらまだ100パーセント解明できているわけではありません。でも、人間の感情にはこんな原則がありますという、おおざっぱな傾向のようなものはわかってきています。表面的に見る限り、親切、感謝、敬意、愛情、好意といったプラスの感情を相手に示すと、なんらかの形でプラスの感情が返って来ます。それと同じように、相手に敵意、怒り、憎しみ、不親切といったマイナスの感情を示すと、相手の人からもマイナスの感情が返ってきます。ただ、プラスに対してプラスが返ってくるよりも、マイナスに対してマイナスが返ってくることのほうが多いようです(Patterson, 1971)。たとえば、親が子どもを叱れば、子どもはむくれます。先生が生徒を叱れば、生徒は反抗することが多いようです。セラピストにとって「あなたはだめね」は禁句です。だめと言われると腹が立ちます。表立って反発しなくても、そんなことを他人から言われた人は自分のプライドを傷つけられます。

治療場面での一つひとつの声かけを考えてみても、常に、マイナス面とプラス面の両方から言葉にすることができます。「ここまでできましたね／ここからはできなかったですね」「あと少し足が上がったら、跨げるようになりそうですね／もう少し足を上げないと、跨げませんよ」などです。斜線の前の部分はプラス面（できたこと）に注目している言葉ですし、後ろの部分はマイナス面（できなかった部分）に注目している言葉です。セラピストは常にプラス面を意識した考え方をするとか、考えなくても肯定的な言葉がスッと出てくるように習慣づけたいものです。こうしたことを意識するだけで、知らず知らずのうちに患者と良好な関係を築けるようになっていけるのではないでしょうか。

> **症例**　消極的な患者ががんばった事例

　大腿骨頸部骨折で人工骨頭置換術を受けた88歳の女性Nさんは、自信をなくしてしまい、平行棒での歩行練習がうまく進みませんでした。歩幅は小さく、膝と腰が曲がって、下を向いたままです。「がんばって大きく足を出して歩きましょう」と声をかけても、「もう90歳が近いし、無理です」と元気がありません。

　そこで、平行棒の片道を何歩で歩くことができるか、数えることにしました。はじめは、18歩かかりました。1歩あたり25センチです。「次はもう少しだけ大きく歩きましょう」とはげますと、15歩になりました。「すごい、15歩になった！！」と少し大げさにほめました。すると次は13歩、その次は12歩と歩幅が大きくなりました。

　その翌日は65歳になる娘さんが見に来てくれました。そこで「昨日は12歩で歩けたから、今日は8歩までいけそうですね。娘さんにいいところを見せましょう」と声をかけると、家族の応援もあり、7歩で歩けるようになりました。Nさんは応援に笑顔で応え、姿勢もよくなりました。もともと関節可動域も筋力も極端な低下はしていなかったので、気持ちが前向きになると同時に自信が回復し、本来持っている力を発揮できるようになったと考えられます。

　数日の練習で歩行器での歩行が自立し、「杖で歩いて、家に帰りたい」と希望を話してくれました。最終的には平行棒内を軽く6歩（歩幅は当初の3倍）で歩けるようになり、杖歩行で自宅に退院されました。

9. 感情の二律背反性

　セラピストが患者に出会う場所は病院や医院が多いですが、訪問リハビリのように患者の自宅に行く場合もあるでしょう。ことによると、街で偶然患者に出会うことがあるかもしれません。出会いの場所はいろいろです。待合室に迎えに行くと、心配そうな顔つきをしている患者、本人は行きたくないのに無理やりに送られたと思って腹を立てている人など、さまざまです。また、はじめは治療を受けたがっていても、いざ治療がはじまるとそれに抵抗する患者も出

てきます。「治療を受けたい、だけど、受けたくない」といったアンビバレント、つまり二律背反的な気持ちなのでしょう。

　でも、こうした二律背反的な気持ちは誰にでもある感情ではないでしょうか。こうした気持ちをセラピストが「当然なこと」「誰もがもっている気持ち」「別に悪いことではない」といった態度で接することによって、ほんの少しずつですが、患者の態度が変わってくることがあるようです。

　患者のなかには治療をいやがり、その気持ちをセラピストにぶつけてくる人もいます。また、まれにですが、待合室へ迎えに来たセラピストに怒りやそれに近い否定的な気持ちを投げつける患者もいます。こんな場面に遭遇すると、待合室にいる人全員が、セラピストがこうした状況にどう対応するのかと「かたずをのんで」見守っているように感じます。患者は何か気に入らないことがあり、怒りを爆発させているのでしょうが、周囲の人はそれをセラピストがどう処理するか見物しているのです。セラピストにとってはとても緊張する場面です。怒りの嵐が去るまで、待合室で待つのか、それともリハビリ室へ案内するのか、むずかしい選択に迫られます。

　待合室や治療室で患者の怒りに耳を傾けることは、ずいぶんしんぼうと勇気が必要です。しかし、理由は何であれ、腹を立て治療に抵抗する患者を無理に連れていくことは、さらにむずかしいことかもしれません。一般的に言って、待合室であれ治療室であれ、患者の怒りが爆発した場合、それをすぐに押さえようとするよりは、それを見守るという態度のほうが、長い目で見ると結果はいいようです。

　あるセラピストが、初めて担当することになった患者を病室まで迎えに行きました。担当看護師が患者に「今日からリハビリを担当してくれるセラピストの〇〇さんです。がんばりましょうね」と紹介してくれました。患者はニコニコしながら、「それはありがとうございます。でも私は結構です。もういやなんです。足は痛いし、身体はしんどいし」と拒否しました。看護師は、「足が痛いのをよくしてくれますよ」と促しました。セラピストは、「痛くない範囲で少しがんばってみましょう」と誘ってみました。それでも患者は、「ありがとうございます。痛いものは痛いんです。だからいやです。結構です」とニコニコしながらていねいに拒否しました。セラピストは「どこが、どんなときに、どんなふうに痛いですか」「痛いのはつらいでしょうね」と患者の気持ちに共

感しながら、どんな具合にこの患者にアプローチしたらいいのかを探っていました。しかし、患者は「リハビリはいやだと言っているでしょ。しつこく聞かないでください」と語尾がきつくなってきました。

このような場合、あまり何度も説得するとかえってマイナスの結果を招くこともあります。「おいやなのはよくわかりました。今日はごあいさつだけにしておきます。明日また様子を見に来ますね」と、いったん下がって次の作戦を立てるのも一つの方法です。

リハビリは自分にとって必要で、がんばらなければならないということは理解していても、いざ、実際それに取り組むようになったときに、いやがる患者も出てきます。そのときは、なぜいやなのか、この患者とどう取り組めば良いかを、次に会うときまでに考えておくことが大切でしょう。

10. 患者の八つ当たり的態度

患者のなかには、自分がけがや病気をはじめ、さまざまな理由で障害をもつようになったことに、強い怒りと不満を感じている人たちが少なくありません。また、怒りでなくても「どうして私がこんな目にあわなくてはならないのだ」といった気持ちを経験しているだろうと思います。

現実を受け止め、向き合うということは非常にむずかしいことです。それまでの過程で患者はさまざまな反応を示します。たとえば、自分の不注意でけがをしたときに、「私の不注意だった」と自分を責めるよりも、自分以外の人や状況のせいにして、それを非難するほうが自分にとって心理的な負担が少ないようです。「悪かったのは、自分ではなく、自分以外のもののせいだ」と考えたり主張したりするわけです。

イソップ物語に出てくるキツネは、ブドウを取ろうとしましたが、高いところに実っていて手が届きませんでした。それで、とぼとぼ帰りながら「どうせあのブドウは酸っぱいに違いない」と言ったという話が好例です。私たちが接する患者のなかには、自分の不注意でけがをしたとか、障害をもつようになったのですが、それを誰かのせいにしている人がよくいます。こうした患者の心の動きは、「酸っぱいブドウのメカニズム」とよく似ているのではないでしょ

うか。なぜ病気になったか、どうしてけがをしたのかについては、あまりこだわらないほうが良いようです。また、「一所懸命にやらないとよくなりませんよ」とがんばることをあまり強制しないことも大切なことでしょう。

症例　雑談からはじまった関係性

　55歳男性、仕事中に意識を失い、救急車で病院に搬送され脳梗塞と診断されて、投薬等の内科的処置がなされました。その結果、症状が安定してきたので、リハビリ目的のために転院してきました。初日にベッドサイドへ様子を見に行きましたが、セラピストの質問にはいっさい答えず無視しました。翌日訪問したときには、できるだけ「ハイ」「イイエ」で答えられるクローズド・クエスチョンで質問しましたが、「なんで答えないといけないんだ」「いちいちうるさい」と怒りだしたのです。そして「どうせがんばっても、元には戻らない」と言って訓練にも消極的でした。3日目、セラピストは、この患者のところに行くのが、さすがに気が重くなりました。でも「こんなときこそ」と思いなおして笑顔で患者を訪れました。そして身体のこと、病気のことではなく、その人の持ち物、病室の様子からその患者の関心のありそうなこと、身近な出来事を探りながら話してみました。すると野球、特に阪神タイガースに反応しました。翌日からは試合結果等の話をしながら少しずつ話題を引き出していきました。やがて患者はときおり笑顔を見せるようになり、訓練の取り組みにも自発性が出てきたのです。

　このように極端に否定的な態度をとる患者はあまり多くないかもしれません。しかし、セラピストの言うことを一見素直に聞いてくれている患者の心のなかにも、いろいろな不安や憤りが隠されていることを忘れてはなりません。否定的な思いをセラピストに素直にぶつけてくる患者に対応するときには、落ち込むこともあるでしょう。しかし、そうした患者に対応し心のなかを理解することは、セラピストにとって非常に大切な経験になるはずです。そうしたことをたくさん経験するうちに、自分の思いをなかなかセラピストには語れない患者の気持ちを理解することができるようになってくるのではないでしょうか。

11. セラピストの心のなか

　治療をしたり、教えたり、相談にのった患者が、うまくリハビリテーションプログラムに溶け込んでくれればいいのですが、残念ながらそうはいかないときがあったり、患者が素直に聞いてくれなかったり、異議をとなえたり、非協力的であったり、やってはいけないようなことをするといった場面に出会うことがあります。そんなときには、セラピストであっても心を乱され不愉快になるものです。それなのに、なぜ私たちはセラピストの道を選んだのでしょうか？

　自分も学生時代あるいは若い頃にスポーツをやっていたセラピストだと、若くて元気なスポーツ選手の患者に接していると、自分も若い時代に戻ったような気になることがあるでしょう。もちろん、若い人を治療したからといって、自分の歳が若返るわけではありません。しかし、心のなかで、若い患者との一体感のようなものを通して、若者に戻ったような気持ちを経験しているのではないでしょうか。セラピストはもう試合には出られません。しかし、治療を終えた選手は試合に出て活躍できます。そうした人を治療したセラピストは、彼らの活躍のなかに選手時代の自分を見いだしているのかもしれません。もう一度、自分も若くなって試合に出たいという願望のようなものを、患者に託しているのではないでしょうか。

　お年寄りの患者が「先生」と言って自分を頼り、慕ってくるとき、また治療をしているときに、セラピストは心のどこかで、年老いた自分の父親や母親のことを思い出しているかもしれません。親不孝をして申しわけなかったと思う気持ちと、高齢の患者に親切にすることの間に、親不孝のつぐないをしている自分が隠されていないでしょうか。あるいは、多くの患者から「先生、先生」と言われ、慕われ、頼られるときに、自分はこんなに大勢の患者にとって大切な存在なのだという一種の充実感のようなものを経験しているのかもしれません。

　セラピストが患者に親切にしたり、親しみを覚えたり、自分の夢や希望を託すことは、必ずしも悪いことではありません。セラピストはそうした思い入れのようなものがあるからこそ、損得抜きで一所懸命に治療をするのです。でも、ときには、自分がなぜ理学療法や作業療法という領域で、これだけ熱心に治療をしているのだろうかと、自分を振り返ってみることも必要なことではないで

しょうか。多くの患者が自分の身体的不具合を克服していくのを助けることは、すばらしい仕事であり活動です。ただ、その背後に患者を上手に治療し、自分の思うように動かしたいという願望のようなものが潜んでいないでしょうか。なぜかというと、そうした気持ちは、セラピストの意識のなかでは「患者のために」と思いながら、心の奥底では患者を「自分の満足のために」利用していることがあるかもしれないからです。ですから、セラピストは自分の心のなかをよく吟味してみましょう。

　また私たちは自分の優越感のために患者を治療していないでしょうか。患者を助けることによって、自分の価値を自らに示して自信を保とうとしていないでしょうか。患者から慕われるとか好かれる、あるいは尊敬されることで自分の心を支えていないだろうかと、自分の心のなかをのぞいてみることが必要だと思うのです。

12. 自分の気持ちと正直に向き合う

　一方、患者の悩みや苦しみを聞かされるセラピストの気持ちはどうなるのでしょうか。あなたはセラピストとして、障害をもった人をどう感じていますか。その気持ちは、あなたが担当する一人ひとりの患者によって違うかもしれません。セラピストだって人間です。すべての患者に同じような気持ちを感じているわけではないのです。多分「お気に入りの患者」「気の合う患者」「うっとうしい患者」「できるだけ避けたい患者」などいろいろだろうと思います。教科書には、セラピストは患者を受け容れ、尊重し、親切に扱い、はげますようにと書いてあります。しかし、現実には、次から次へとやってくる患者を治療していると、「この人はいやだ」とか「苦手だ」と思うことだってあるはずです。でも、そんなことは、上司はもちろんセラピスト仲間にだってなかなか言えることではありません。そうした自分に自己嫌悪を感じたり、「だめだ」「いけない」と思ったり、少しオーバーに言えば「自責の念」にさいなまれることだってあるでしょう。それは人間であればごく自然なことです。

　自分をそんな気持ちにした患者を責めずに、受け容れることはとてもむずかしいことです。でも、相手（患者）を受け容れられないときには、自分の心の

なかにある怒りや不快感といった否定的な気持ちを、押さえつけるのではなく、それを自分自身に正直に認めることが大切なのではないでしょうか。「私はこの人に腹を立てている」「私はこの人をいやがっている」「私はこの人に個人的な感情を抱いている」といった具合にです。そうした気持ちはセラピストである私たちにとって、望ましいものではありません。でもそれは、実際に私たちの心のなかに起こっている気持ちであり、感情なのです。相手を受け容れる前に、まず自分のあるがままの姿と気持ちを正直に見つめましょう。自分が心の奥底で相手に腹を立てているということを認めたからといって、その怒りと嫌悪の気持ちがなくなるとか解消するというわけではありません。しかし、自分の怒りや嫌悪に気づくことにより、「私は〇〇さんに腹を立てている」「私は〇〇さんをいやがっている」という否定的な感情を率直に認めることができるようになると思います。自分の心のなかにある肯定的な感情だけでなく、否定的な感情があることを認めることが、受容への第一歩でしょう。そこに自分に対する客観的な見方がめばえてくるはずです。否定的な感情に気づかずに治療にあたるのと、気づいているのとでは大きな違いがあると思います。気づくということは自己洞察につながります。あなたは「患者を自分のために利用しない」という治療者の大切な第一歩を踏み出したのです。セラピストは患者のさまざまな感情に出くわします。それによって、セラピストの心や感情も揺り動かされます。それは当然のことです。そのとき、自分の気持ちを理解していれば、セラピストの心は安定するのではないでしょうか。

　治療というのは、患者の身体の問題だけではなく、患者の心、気持ち、とくに人格との交わりであり触れ合いでもあります。教科書に書いてあるような、理想的な態度や気持ちにはなれないときもあるでしょう。それに、患者も人間ならばセラピストも人間です。頭にきてしまったときに、すぐに冷静になり、反省できればいいのですが、そんなことはなかなかできません。後になって少し気持ちが落ちついてから、ふり返って「あ、あのときは頭にきてしまったな」「悪いことを言ってしまったな」と気がつくことがあります。そんなときには、そうした自分の否定的な気持ちを自らに認めることが大切です。もちろん、自分では認めても、それをまだ相手には言えないときもあると思います。その段階ではそれでいいのです。まず、自分自身に対して自分の欠点や過ちを認めることが、自己理解のはじまりだと思います。

なんだか、ずいぶん生ぬるいようですが、それでもまったく自分で自分の怒りを認めないよりも、ずっといいのではないでしょうか。やがて、自分の怒りを認め、自分の悪かったところに気づき、謝ることができるようになっていきます。でも、それまでには長い時間が必要です。人は自分の気持ちであっても、それをすぐに率直に見つめ、自分の心のなかに何があるかを認めることはできないものです。私たちにとって、特に自分の欠点、否定的なところを認めることはとてもむずかしいことです。自分を理解するということは、容易なことではありません。

　セラピストであるということは大変な仕事です。その大変さは、多くの時間を患者のために割き、身体が疲れるだけではありません。心の疲れ、心理的な負担も大きいと思います。そんなときに、自分のやっていること、自分の患者への接し方、患者に対する気持ちといったものを、経験のあるセラピストや上司に話したり、相談したり、指導を受けたりすることができるといいですね。

第 IV 章
言葉によらないコミュニケーション

1. 言葉と表情の一致と不一致

　人間には言葉があります。しかし、私たちのコミュニケーションのやり方をよく見ると、言葉よりも、表情、ジェスチャー、姿勢といった言葉でない方法で、意味や気持ちを伝えていることが多いようです。また、話すときにも、その内容以外に、声の大きさ、テンポ、声の抑揚といったものが話す人の気持ちや考えを伝えていることが少なくありません。ですから、セラピストは患者が何を話すかに注意を払うことも大切ですが、言葉以外の非言語的な表現にも十分注意を払っていただきたいと思います。

　ごく簡単な例ですが、セラピストは患者に言葉で何かを伝えるだけでなく、それをジェスチャーでも表現しています。たとえば、「お座りください」と言葉で言うだけでなく、椅子を引いてあげるとか、椅子を指さすといった、非言語的な方法でも伝達をしています。また、患者に「それはおつらいですね」と言うだけでなく「つらいでしょう」という感じが顔の表情として表れます。

　ただこのときに注意したいのは、言葉と表情にずれや矛盾がないようにすることです。いくら患者に「ご心配なく」「大丈夫ですよ」と言ったとしても、頭をかしげているとか、顔をしかめていれば、セラピストが「心配している」という印象を与えるに違いありません。

　一般的に、私たちは大切なことや、心のなかで重要だと思っていることを言うときには、声が大きくなることが多いようです。また、悲しいことや他人に聞かれたくない恥ずかしいことを言うときには、声が小さくなるようです。

　非言語的表現は自分の気持ちが表に出るときだけでなく、相手の気持ちが表に出たときにそれにどう対応するかにも関係してきます。相手の話を聞きながら

うなずくことによって、「あなたの話を一所懸命に聞いていますよ」「どうぞ、続けて下さい」ということを相手に伝えています。もし、このときに頭を横に振ったりかしげたりすれば、相手は話を続けにくいでしょう。また、セラピストは患者の非言語的なメッセージから相手の気持ちやさまざまな意図を感じとることが大切です。患者が話していることと非言語的なメッセージが一致していなければ、患者の心のなかに不安、心配、疑問などがある可能性を考えてみましょう。

2. 顔の表情

「目は口ほどに物を言う」といいますが、顔の表情は、患者の気持ちを一番良く表現しているのではないでしょうか。一般的に、うれしさ、驚き、嫌悪といった感情は、口元に表れることが多いでしょうし、また悲しみは口もとよりも目に表われるようです。質問について何か答えを考えているときには、視線が斜め上のほうを向き「宙を見ている」ようになったり、困ってしまったときは視線が下を向き「ふさぎ込んでいる」ようになったり、関心がないときやうそをついているときは目がキョロキョロして「視線が定まらない」状態になったりと、そのときの気持ちが目に表れることがあります。もちろん、顔の表情だけで、患者の気持ちや考えを判断するのは危険です。しかし、治療を進め、患者との接触を続けていくなかで、患者がどんな気持ちでいるかを、顔の表情からある程度判断することができることが少なくありません。

具体的には、額に「しわ」を寄せるのは、困ったとき、相手を信じられないとき、怒っているとき、疑っているときが多いようです。口元に表れる微笑みは、うれしさ、喜び、感謝といった肯定的な感情、あるいは「照れ隠し」のように恥ずかしさを心のなかで感じているなど、さまざまな感情が込められているでしょう。口を「へ」の字に曲げているときには、怒りや敵意が表情に出ていることが多いようです。口元でも、唇をかむという表現があります。これは、さびしさ、怒り、すねる、不賛成、不安などさまざまな否定的な感情の表現です。口を開いているのは、疲れ、無関心、驚き、といった場合が多いようです。口の周りやあごが固い感じのときには、不安、恐怖、緊張、くやしさを表しているようです。顔が赤くなるのは、不安、緊張、恥ずかしさを表現していることが多いと考えられます。

3. 頭の動き

　頭をまっすぐにあげて、セラピストを見ているときには、相手の話を聞こうという気持ちが表れていることが多いようです。頭を前後に動かし、「うなずく」ときには、肯定、賛成、傾聴、注目、集中を表しています。頭を左右に振ったり、傾けたり、回したりするときには、不賛成や不承認を表しますし、頭をうなだれているときには、悲しみ、心配、落胆を意味します。頭を横に傾けるときには、二律背反というか「行こう・行きたくない」「好き・だけど嫌い」といった、相反する気持ちが共存していることも少なくありません。

4. 肩の動き

　よく「肩がおちる」とか「肩がさがっている」といいますが、こんなときには落胆、心配、悲しみを味わっているときが多いようです。逆に、肩を乗り出すというのは、相手の話を一所懸命に聞いている状態です。肩に力が入るのは緊張と不安を示しますし、片方の肩を前に出し顔を斜め横に向けて相手を見ていないときは、あまり積極的に相手の話を聞いていないとか、否定的な気持ちを持っているときでしょう。

5. 手や腕

　私たち日本人、特に男性の習慣のようになっている腕組みは、一般的には相手を拒否するとか、対抗しようという気持ちの表現であることが少なくありません。したがって、怒り、敵意、嫌悪といった否定的な気持ちと結びついているようです。また、こぶしを握りしめるとか、自分の左右の手を合わせて握りしめているのは、不安や怒りといった否定的な感情の表れであることが多いようです。手や腕が硬くなって、ほとんど動かない状態のときには、緊張していることが多いと思います。

また、これまでしていた腕組みをやめるとか、握りしめていた拳の力を抜くときには、セラピストに次第に心を開いてきているとか、セラピストと話すことに関心を示しはじめたとも考えられます。

6. 脚

　私たちはリラックスしているときは、心持ち両膝の間に間隔をあけて座っていることが多いと思います。しかし、かしこまったり、固くなったり、不安を感じるときは、自然と脚を組み替えたり、貧乏ゆすりをしたり、膝と膝をつけるといった具合に、緊張していることが身体に表れます。

7. 身体全体

　姿勢や身体全体の動きは、その人の育った文化とも深く関わっているようです。また、何を話しているかとも結びついていると思います。しかし、口では「元気です」と言いながら、足をひきずって歩いたり、動作があまりにも緩慢だったり、口では「痛くありません」と言いながら、歩くときに背中を丸めて身体をかばっているような場合には、なぜだろうかと考えてみる必要があるでしょう。
　一般的に、相手から顔をそむけるとか身体をゆする、身体を硬直させるといったことは、治療やセラピストと会うことに気乗りではないしるしかもしれません。あるいは、不安、心配、緊張を表している可能性もあるでしょう。指で、ひじ掛けや机をコツコツたたくとか、何度も髪をなでる、頭をかくといったことは、不安、緊張、不快感、倦怠感といったものを示しているようです。

8. 呼吸

　呼吸が速いとかゆっくりしているとかいったことも、患者の気持ちと結びつ

いていることがあります。ゆっくりした息づかいは、情緒的な安定を表すことが多いでしょう。逆に、呼吸が速くなることは、不安や緊張と結びついているようです。緊張して呼吸が速くなっている患者は、意識的に呼吸をゆっくりさせることで落ち着かせることができます。ヨガでは、呼吸法を使って、自分の呼吸をコントロールすることを学びます。ジェイコブソンの「リラクセーション法」(Jacobson, 1938) にも、呼吸をゆっくりする技法があります。心の安定はゆっくりした呼吸をもたらしますし、呼吸をゆっくりすることで、緊張をゆるめ、リラックスした心理状態をもたらします。

9. 声

　患者のなかには、大きな声で話す人、話すスピードが速い人、なめらかに話す人、とつとつと話す人、沈黙が多い人など、さまざまです。声の大きさや話すテンポは、個人差が大きいものです。一般的に、話したくないとか、相手に話してほしいと思っている人は、声が小さく、話すテンポが遅いようです。一方、相手が話すよりも、自分が話したいという人は、声が大きく、話すテンポも速くなるようです。いつも話しているよりも、ゆっくりしたテンポで、低い声や小さい声で話すときは、悲しみ、ゆううつ、その話題を話したくないといった気持ちが影響していることがあります。

10. 非言語行動をどう扱うか

　患者はセラピストに対して非言語行動を通じて一種のメッセージを送っているわけですから、それを黙って尊重するという態度が、一番安全な接し方だと思います。もちろん、セラピストは患者の話している内容と非言語的な表情や態度が一致しているかどうかをよく観察することが大切です。もし、一致していなければ、言葉で話された内容は必ずしも本当ではないかもしれません。だからといって、すぐにそれを指摘するのではなく、さらに耳を傾け、観察を続けて慎重に判断しましょう。

このとき注意しなければならないことがあります。疾患や障害によっては、姿勢や表情の動きやすさなどに影響を与える症状があることです。たとえば表情筋が動きづらくなっている場合や、体幹の可動性が低下している場合、逆に自分では動かそうとしていないのに、腕や手が痙攣するといったことが起こる場合が考えられます。こんな場合には見た目の動きにだまされず、障害の特徴を理解した上で、会話の内容と相手の些細な表情の変化などに細心の注意を払い、その人独自の特徴を見つけていくことが必要になってきます。

11. セラピストの非言語行動

　これまで取り上げた患者の非言語行動は、そのままセラピストにも当てはまるものです。セラピストが何を考え、何を思い、何を感じているかは、自然と非言語的な行動に出てきます。ですから、セラピストは思考や感情を表している自分の行動を自己観察することが大切です。それは、とても重要であり、また有効な自己理解の方法です。
　セラピストが患者におだやかな視線を送り、身体を患者のほうに向け、身体をリラックスさせて、おだやかな表情をしていることは、患者からすると「親しみ」や「安心」を感じ、心を開きやすくなる大切なポイントだと思います。
　一方、セラピストが患者と話をしているときに、指やボールペンで椅子や机をたたく、髪の毛をさわる、指で鼻や耳をさわる、頭をかく、顔をしかめる、たえずまばたきをする、脚を組みかえる、脚を組むだけではなくぶらぶらさせる、突拍子もなく高い声とか大きな声で話す、逆に聞き取りにくいほど小さな声で話すといったことは、マイナスの要因になることが多いので、十分気をつける必要があるでしょう。セラピストが腕組みをしながら患者の様子を観察するとか、話を聞くということは相手に威圧感を与えることにもつながりかねません。また、会話をしているときに、顔は相手のほうを向いていても手指が関係ない動きをしているときは、セラピスト自身は無意識にやっていたとしても、相手にとっては結構気になりますし、自分に注目してくれていないというメッセージとして伝わることもあると思います。

第 V 章
コミュニケーションの実際

1. 初めての出会い

　「おはようございます」とか「こんにちは」というあいさつを笑顔ですることはとても大切です。そうやってあいさつをし、話をしている間に、少しずつ人間関係ができあがるのです。それがセラピストと患者の交わりの出発点です。

　セラピストは制服を着ていますから、病院のスタッフであることはすぐにわかります。でも、どんな仕事をしているか、どんな役割の人かは、患者からすると少しわかりにくいかもしれません。ですから、初対面の患者には自分の名前だけでなく、どんな仕事をしているかを具体的に伝えましょう。

　自己紹介をするときには、笑顔で相手の目を見て、患者を迎えようとしている気持ちと暖かさが伝わるように話しかけましょう。そうした気持ちは、顔の表情、相手を見るまなざし、話し方、声の調子などから伝わります。また、患者の名前を「〇〇さん（さま）」と呼んでから、「リハビリ担当の□□です」と自分の名前を伝えることも大切です。自己紹介もしない、患者の顔も見ないセラピストでは困ります。

1）自己紹介の例

　手術直後の患者は、痛みや不安とともに血圧、脈拍、体温、呼吸などバイタルサインが不安定なことがありますから、無理じいを避け、患者がリハビリテーションについて嫌悪感をもたないように心がけたいものです。また、初対面のときに大切なことは、患者を心から歓迎している、手術後のつらさを理解しているという気持ちが、患者に伝わることです。そのためには言葉も大切ですが、手術後の身体に触れる場合の慎重さや手の感じから伝わるやさしさなど、実際

の行動を通して相手に伝えることも大切です。

① ○○さん、おはようございます。

② ……（無言）。

③ 今日からリハビリを担当させていただく、理学（作業）療法士の□□です。よろしくお願いします。

（聞こえやすいように、ゆっくりていねいに話します。）

④ ……リハビリの先生……、こちらこそお願いします。

ほとんどの患者と家族は手術翌日のリハビリ開始に不安を感じています。

⑤ 昨日はよく眠れましたか？

⑥ 痛くてほとんど眠れなかった。

⑦ それはつらかったですね（大変でしたね）。

患者の痛みをいたわるように言う。

⑧ 今から術後のリハビリをはじめますが、痛みが楽になるように少しずつ体を動かしていきます。がまんできないほど痛かったら、すぐに言ってください。無理する必要はありません。調子がよければ車椅子に乗ってみましょう。

なるべくおだやかに言う。
（その日の目標を伝え、患者の気持ち・痛みなどを確認しながら治療を進めます。）

2）否定的な気持ち・反抗的な態度の患者に対して

　痛みや可動域制限を長期間（たとえば数カ月以上）がまんして、ずっとつらい思いをしてきた患者は、医師の注射や内服薬が効きにくい場合があります。そして医師からリハビリをすすめられても、「どうせ良くならない」とか「痛いことをされるに違いない」といった気持ちをもっているかもしれません。このような患者に対しては、カルテをしっかり読んでリハビリテーションまでの経過や、家庭環境、職業などの情報をきちんとつかんでおくことが大切です。

　がまん強く生真面目なタイプの患者は、自分の症状を控えめに表現することが多いようですので、どうやったらセラピストが症状をうまく聞き出せるかを考えてみましょう。ときには、「暑いですね」「よく降りますね」といった天気や季節の話をするのもいいでしょうし、「この場所はすぐにおわかりになりまし

① ○○さん、こんにちは。担当の□□です、痛みはいかがですか？
（自己紹介しながら表情や姿勢を観察して痛みや機能障害を予測します。）

② 薬を飲んでもそのときだけちょっとましなだけで……。

③ ずいぶん長い間（××カ月もの間）、がまんしてがんばって（働いて）来られたのですね

④ 仕事を代わってくれる者もいないしなあ。

⑤ なかなか休みが取れなかったんですか。ほんとうに大変でしたね。

⑥ リハビリでよくなりますか？

⑦ 原因にもよりますが、長い間がまんしてきて今の状態なので、時間がかかるかもしれませんね。まずは今日の治療で効果があるか見てみましょう。痛みや、動きの感じが変化したら教えてください。

たか」といった世間話的な言葉や質問をすることが、緊張をほぐす糸口になることもあるようです。また、患者のなかには、こちらから話しかけたりあいさつをしたりしても、返事をしない、反応を示さない人もいます。「私が気に入らないのかな？」とセラピストのほうが不安を感じる場合もあるかもしれません。しかし、多くの場合、医療という場、リハビリテーションという場に慣れていないために、とまどっていることが「沈黙」という形になって表れているようです。ですから、少しむずかしいことですが、セラピストは沈黙という気まずさに左右されず、動揺しないでください。そして、継続して暖かい態度と受容的な雰囲気で接していると、やがて患者の気持ちはほぐれてきます。

3）自己紹介後の会話

自分の意志でセラピストを訪ねて来た人ならば、リハビリテーションについてかなりの知識をもっているかもしれません。しかし、多くの患者はリハビリテーションがどんなものであり、どんなことをするかという予備知識をもたずにやってきます。なかには、はじめからリハビリテーションに対して嫌悪感を

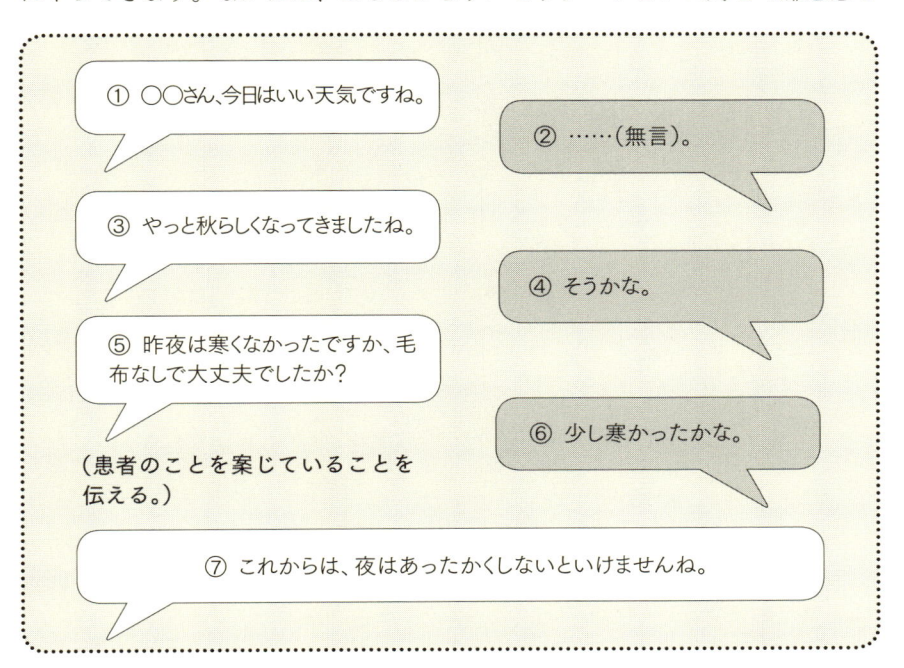

① ○○さん、今日はいい天気ですね。

② ……（無言）。

③ やっと秋らしくなってきましたね。

④ そうかな。

⑤ 昨夜は寒くなかったですか、毛布なしで大丈夫でしたか？

⑥ 少し寒かったかな。

（患者のことを案じていることを伝える。）

⑦ これからは、夜はあったかくしないといけませんね。

抱き、疑い深い態度をとる人すらいます。

　治療に対する患者のこうした否定的あるいは懐疑的な気持ちを感じたならば、セラピストは「ここにいらっしゃることに、少し抵抗がおありでしたか」といった具合に、こちらが患者の気持ちを察していることを言葉に出して言うのも、大切な接し方の一つです。

4）初めてのリハビリ室でとまどう患者への対応

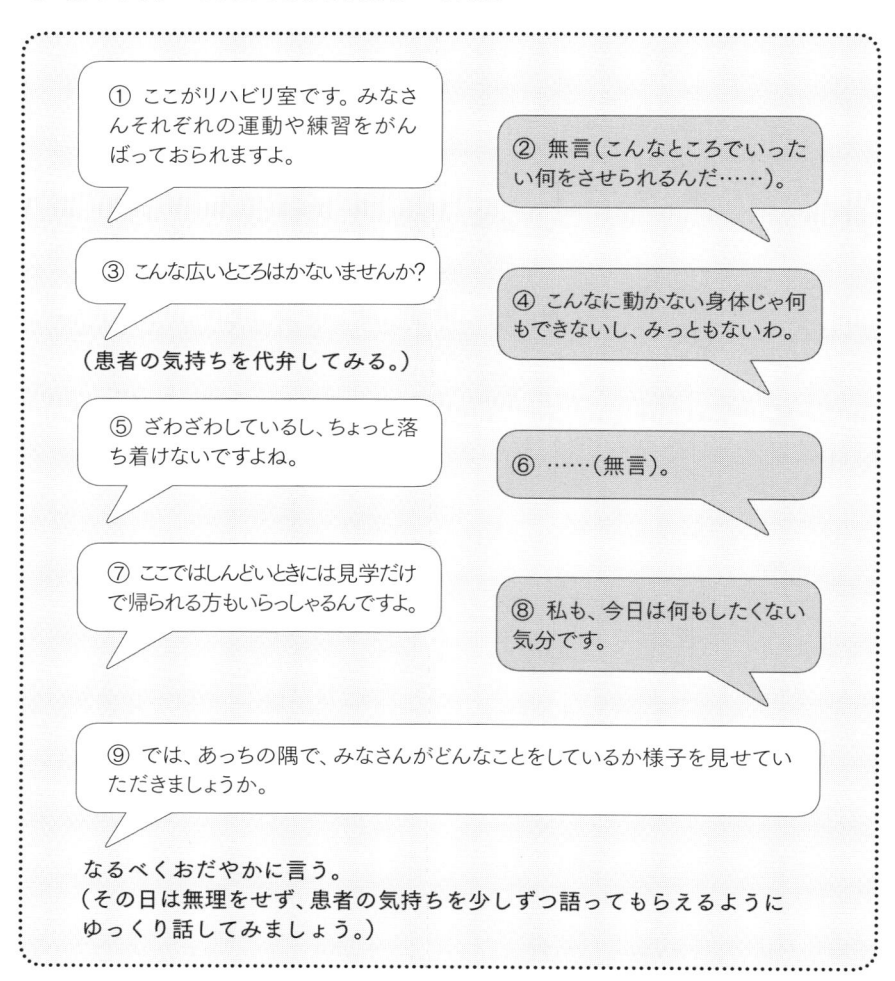

① ここがリハビリ室です。みなさんそれぞれの運動や練習をがんばっておられますよ。

② 無言（こんなところでいったい何をさせられるんだ……）。

③ こんな広いところはかないませんか？

（患者の気持ちを代弁してみる。）

④ こんなに動かない身体じゃ何もできないし、みっともないわ。

⑤ ざわざわしているし、ちょっと落ち着けないですよね。

⑥ ……（無言）。

⑦ ここではしんどいときには見学だけで帰られる方もいらっしゃるんですよ。

⑧ 私も、今日は何もしたくない気分です。

⑨ では、あっちの隅で、みなさんがどんなことをしているか様子を見せていただきましょうか。

なるべくおだやかに言う。
（その日は無理をせず、患者の気持ちを少しずつ語ってもらえるようにゆっくり話してみましょう。）

2. 視線を合わせ耳を傾けましょう

　患者が話しはじめたら、相手の話に「うなずく」ことです。そして聞くときには患者の目を見て、視線を合わせることがとても大切です。人の心は目に表れるとさえいわれます。目と目が合うときに、視線を通して暖かさが伝わり、心が少しだけ開かれます。そんなときに、セラピストがニッコリ笑って、笑顔を見せることができれば、セラピストと患者との間の心の距離はぐんと近づくのではないでしょうか。昔からわが国のことわざに、「目は口ほどに物を言う」とありますが、その通りです。

　患者にとって、セラピストが自分の身体のことを心配してくれ、自分に関心をもってくれるということは、とてもうれしいことです。セラピストが自分のほうを向いてくれる、視線を合わせて話しかけてくれる、自分の話を聞いてもらえる、つまり自分に関心をもってくれているということは、患者にとってはセラピストが考える以上に、「うれしい」ことであり、「心暖まる」経験だということをよく理解しておきましょう。

　患者が身体の状態、将来への不安、失望、落胆、心配など、現在と将来について語りはじめたら、セラピストのやるべきことは「患者の話に一所懸命に耳を傾ける」ことです。つまり傾聴です。患者の話す内容には、非現実的なこと、不必要な心配、そこまで思い詰めたり、心配したり、考えなくてもいいような自責の念など、セラピストから見ると「そんなに怖がることはないのに」「そこまで自分を追い詰めなくてもいいのに」と思うほど現実離れをした考え方をもっていることすらあります。

　しかし、患者の話を「ちょっと非現実的というか、実際にはありえないようなことですが」と指摘する前に、まず患者の心のなかにたまっているものを話してもらいましょう。患者の話に対するセラピストの反応の違いによって、患者がどんな気持ちになるかを経験していただくために、次のようなロールプレーを試みてください。

✣ ロールプレー

❶ セラピスト役の人は横を向くか顔を下に向けて、患者の役の人と視線をまったく合わさないで下さい。また「ふん、ふん」とうなずかないで下さい。つまり、完全に無視する態度をとって下さい。

Q 最近いちばん腹がたったのは、どんなことでしたか？

（セラピストは、患者の話を聞きながら横か下を向いて、相手の顔を見ない。）

A 電車が来るのを2列になって待っていたのですが、電車が着いたとたん若者が横から入って来て先に電車に乗り込んでしまいました。それだけではなくて、荷物やカバンを横に置いて仲間の席を占領したのですよ。

患者役の人はご自分がセラピストからどんな気持ちを経験したかメモしておいて下さい。

患者役をしている人は、セラピストの対応からどんな気持ちになりましたか？
（多分、不愉快になる、腹がたつといった気持ちになったと思います。）

❷ セラピストは、患者の目を見るだけです。視線を合わせて聞いて下さい。でも、うなずいたり、あいづちを打ったりしないで下さい。ただ、相手の人の目を見ているだけです。

Q 最近いちばん心配なことは、どんなことですか？

（セラピストは、話し終えたら、相手の目を黙って見て下さい。）

患者の目を見て、黙って視線を合わせて下さい。

A 私をとてもかわいがってくれていた祖母が、今重い病気にかかって入院しているのです。心配で、心配で……。

患者役の人はご自分がセラピストからどんな気持ちを経験したかメモしておきましょう。

患者の役をしている人は、セラピストの対応からどんな気持ちになりましたか？（無視された後ですから、一種の安堵の気持ちを味わったことでしょう。少なくとも、前の「黙殺された」といった不快感や緊張感はなくなっていると思います。）

❸ **セラピストは患者の目を見るだけでなく、黙ってうなずいて下さい。**

Q 最近いちばんくやしかったことは、どんなことですか？

（セラピストは、話し終えたら、相手の顔を見て黙ってうなずいてください。）

A 私はいつも花の品評会に、自分で一所懸命に育てたバラを出して、毎年優秀賞をもらっていたのです。ところが、今年はそんなにきれいでないバラを出展した人が優秀賞をもらってしまったのですよ。

患者役の人はご自分がセラピストからどんな気持ちを経験したかメモしておきましょう。

　患者の役をしている人は、セラピストの対応からどんな気持ちになりましたか？（きっと、「聞いてもらえた」「受け容れられた」「相手は私に関心をもってくれている」といった気持ちになったと思います。）

❹ **セラピストは患者の話を聞くときに、視線は合わせませんが、ときどき「ふん、ふん」と言って下さい。**

Q 最近いちばんくやしかったことは、どんなことですか？

（セラピストは、相手が話しているときに、視線は合わせませんが、ときどき「ふん、ふん」と言って下さい。）

A 先月大学の入学試験で、完璧に答えることができたと思っていたのですが、後で仲間と話していたら、質問を完全に誤解していたのです。誤解していなかったら、ちゃんと正解が書けている問題だったのですが……。

患者役の人はご自分がセラピストからどんな気持ちを経験したかメモしておきましょう。

　患者の役をしている人は、セラピストの対応からどんな気持ちになりましたか？（患者は自分が話したことに、セラピストは視線を合わせていませんが、反応してくれたので、「ある程度関心をもってくれている」「話を聞いてくれている」といった気持ちになっただろうと思います。）

❺ セラピストは患者の話を聞きながら「そうですか」と言葉を返しましょう。

Q 最近いちばんうらやましかったことは、どんなことですか？

（セラピストは、相手が話しているときに、ときどき「そうですか」と言ってください。）

A 私の同室の患者さんが、いっぺんにみんな退院してしまったのです。たまたま年代も同じで、気があっていて、仲間同士のような気持ちでいたのですよ。私はあと2、3週間入院していないと帰れません。家に帰った人がうらやましいですね。

患者役の人はご自分がセラピストからどんな気持ちを経験したかメモしておきましょう。

　患者の役をしている人は、セラピストの対応からどんな気持ちになりましたか？（患者は自分が話したことに、セラピストが関心を示してくれたので、「私のことを考えてくれている」といった気持ちになるだろうと思います。そして今までよりも話しやすいな、もう少し詳しく話してみようかなあという感じになったと思います。）

❻ セラピストは患者が話したことを、そのまま「くり返して」ください。

Q 最近いちばんさびしかったことは、どんなことですか？

（セラピストは、相手が話しているときに、相手の話していることのなかで大切だと思うところを「オウム返し」に言って下さい。）

A 私はこの1年足らず病気をしていたので、学校を休んだ日が多かったのです。そのため、この3月にクラスの仲間がみんな卒業していったのに、私だけ卒業できませんでした。卒業式に行ったのですが、みんなうれしそうに卒業証書をもって記念撮影をしていました。それを見てさびしくて涙が出てきてしまいました。

Q 仲間は、みんな卒業してしまったのですね。（または、）さびしくて涙がでてしまいましたね。

患者役の人はご自分がセラピストからどんな気持ちを経験したかメモしておきましょう。

- 相手の話した語尾だけをくり返すのではなく、相手の話す内容のなかで、もっとも大切だと思うところを取りあげて、それをくり返すという工夫が必要です。
- さもないと、話し手はセラピストに対して「なんだ、この人は私の話したことをくり返してばかりいる」といった気持ちをもつかもしれません。

　患者の役をしている人は、セラピストの対応からどんな気持ちになりましたか？（患者やセラピストが自分の話したことを「くり返して」くれたので、自分の話を「よく聞いてくれている」という気持ちになったにちがいありません。）

❼ セラピストは患者の気持ちを察して言ってあげてください。

Q 最近いちばんうれしかったのは、どんなことですか？

A 母が長い間病院に入院していて、毎日とても心配でした。でも、やっと回復してきて、来週退院することができるとお医者さんが言ってくださったのです。これまで、本当に長かったです。

（相手がどんな気持ちでいるかを察して、それを言葉に出して言ってあげて下さい。）

患者役の人はご自分がセラピストからどんな気持ちを経験したかメモしておきましょう。

Q それは良かったですね。うれしいでしょう。

相手が感じているさまざまな気持ちのなかで、もっとも大切な感情だと思うものを取りあげて言って下さい。

　患者の役をしている人は、セラピストの対応からどんな気持ちになりましたか？（患者はセラピストが自分の気持ちをわかってくれたということを感じたことでしょう。そのことは、患者にとっては非常にうれしいことだったと思います。）

❽ このロールプレーは、❼とまったく同じです。相手の人の気持ちを察して、その気持ちを言ってあげてください。ただ、セラピストは患者の話を聞きながら、ボールペンでカチャカチャ音を出すとか、ボールペンで机を軽くたたいて、音を立てて下さい。

Q 最近いちばんうれしかったのは、どんなことですか？
（相手がどんな気持ちでいるかを察して、それを言葉に出して言ってあげて下さい。）

A 母が長い間病院に入院していて、毎日とても心配でした。でも、やっと回復してきて、来週退院することができるとお医者さんが言ってくださったのです。これまで、本当に長かったです。

患者役の人はご自分がセラピストからどんな気持ちを経験したかメモしておきましょう。

Q それは良かったですね。うれしいでしょう（カチカチ音をたてる）。

　患者の役をしている人は、セラピストの対応からどんな気持ちになりましたか？（セラピストは患者の気持ちを察して、「わかった」という言語によるメッセージを送っていました。しかし、ボールペンで音を立てるという非言語的なメッセージが、言語的な共感を壊してしまったのではないでしょうか。）

　これまでのロールプレーを通して、まず相手に「注目する」「うなずく」といった非言語的な反応を体験していただきました。次に、「そうですか（それで？）」といった承認や確認も試みてみました。また、相手の話したことをくり返す「内容の反射」と、相手の気持ちをくむという「感情の反射」も試みていただきました。

　セラピストが患者とどのくらいの深さの人間関係を、どんな具合に築くかは、患者の心理的社会的な状況や、治療の場での条件など、さまざまな要因を考えなくてはなりません。そうした制約のなかで、患者の気持ちを尊重しながら、また患者との人間関係を大切にしながら、セラピストはどのように対応するかを取捨選択していただきたいと思います。

3. 相手が答えやすいように工夫しましょう

　多くのカウンセリングの本には、「相談に来た人をあるがままに受け容れる」「相手の気持ちを理解して、わかりましたということを伝えるために、相手の気持ちを言ってあげる」という感情の反射の重要性などが書いてあります。でも、実際には相手の気持ちを理解することは結構むずかしいものです。ましてや、それを言葉に出して「あなたの気持ちは○○なのですね」と言うことは決してやさしいことではありません。ですから、うまく言うことができなかったら、そんなむずかしいことをやろうとするのではなく、「いかがですか」「ご気分はどうですか」といった具合に、相手がそこで休んでいる、横になっている、けがや病気で苦しんでいることに気づくこと、そして相手の気持ちを察することから出発しましょう。

　でも、セラピストに心を開いていない患者にすれば、「いかがですか」「ご気分はどうですか」という質問でも、ずいぶん答えにくい問いかもしれません。そんなときには、まず「○○さん、おはようございます」と相手の名前を呼んでからあいさつをして、相手の反応を待つのもいいでしょう。他人に自分の名前を呼ばれることは、自分の存在を認めてもらったという気持ちになるものです。誰だって、自分の名前を呼んでもらって悪い気はしないはずです。また、すぐに会話に入ってこられないような人には、「はい、いいえ」で答えられる質問のほうが、答えやすいかもしれません。「○○さん、おはようございます。夕べはよく眠れましたか？」といった具合です。これだと、相手に「何か答えを言わなくてはならない」という負担をかけずにすむからです。

　つまり、患者が、つらくて沈んでいるとか、病院に入院したばかりで周囲に慣れていないとか、セラピストと人間関係が十分できていないような場合には、一番簡単な「はい、いいえ」で答えられる「クローズド・エンド」の質問のほうが、相手にとっては答えやすいと思います。それが、相手に一番負担のかからない話しかけ方かもしれません。そうした配慮をした後で、「ご気分はいかがですか」「お身体はどうですか」と尋ねてはどうでしょうか。

　ここで、今説明した質問の仕方とそれに対する答えがどんな具合に行われるかを、ロールプレーで体験していただくために、「ハイ・イイエ」で答えられ

る質問と、「ハイ・イイエ」で答えられない質問を用意してみました。

　学生あるいはセラピスト同士が二人一組になって、一人が質問者、もう一人が回答者の役を受け持って下さい。そして、次のようなロールプレーをしてみましょう。

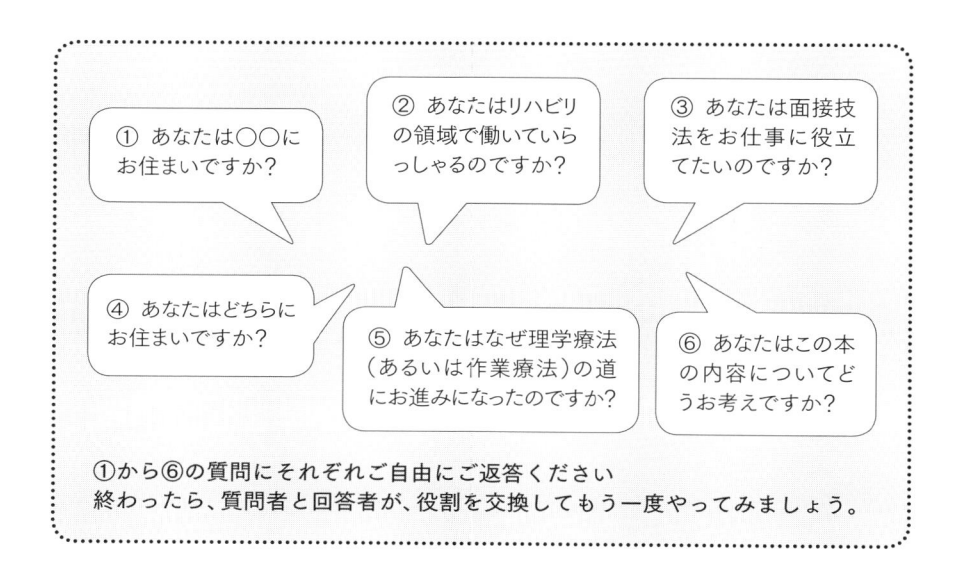

---

① あなたは〇〇にお住まいですか？

② あなたはリハビリの領域で働いていらっしゃるのですか？

③ あなたは面接技法をお仕事に役立てたいのですか？

④ あなたはどちらにお住まいですか？

⑤ あなたはなぜ理学療法（あるいは作業療法）の道にお進みになったのですか？

⑥ あなたはこの本の内容についてどうお考えですか？

①から⑥の質問にそれぞれご自由にご返答ください
終わったら、質問者と回答者が、役割を交換してもう一度やってみましょう。

　この六つの質問のなかで、ハイとイイエで答えられる質問と、ハイとイイエでは答えられない質問がありました。ハイとイイエで答えられる質問は①・②・③でした。ハイとイイエでは答えられない質問は④・⑤・⑥でした。一般的に言って、ハイとイイエで答えられる質問は、ハイとかイイエと答えたら、そこで終わってしまうことが多いようです。これに対して、ハイとイイエで答えられない質問のほうが、答えが長くなり、会話がはずむと思います。

　しかし、患者のなかには、すぐにセラピストと会話をするのは気が重いとか抵抗があるような人も少なくないでしょう。また、人によってはなんとなく話したくない内容などもあります。そんな場合には、はじめは「ハイ」「イイエ」で答えられるような質問でスタートするのも良いようです。

第 VI 章
患者の不安を軽減する方法

1. どうして不安を感じるようになるのでしょう

　手術後初めて身体を起こして座位になったときに、起立性低血圧を起こして苦しくなるとか、極度の疲労感を覚えることがあります。あるいは、座ったときに強い痛みを感じてしまい、次に「少しずつ起きてみましょう。今度は大丈夫だから車椅子に乗りましょう」と言われても、不安が大きくてどうしても車椅子に乗れないという患者によく出会います。事故にあって骨折したとか、身体に大きな障害を負ったり、あるいは病気で長い間入院をしていた患者にとって、これまでずっと寝かされていたベッドから離れて椅子まで行って座ったり、そこまでいかなくても、立ち上がったり、歩きはじめるのは、とてもむずかしいことだと思います。

　また、車椅子に乗り、介助者に押してもらって病室を出て、外来患者や訪問客それに病院のスタッフと一緒にエレベーターに乗り、長い廊下を通り、リハビリ室に来るだけで疲れ果ててしまう患者も少なくありません。長い間ベッドに寝ていて、ほとんど座ったこともないような患者にとっては、リハビリ室に行くということ自体が、とても大きな心理的負担なのです。こういう人は、身体を動かすことへの不安、車椅子に乗ることへの不安、リハビリ室に行くことへの抵抗があり、リハビリを受ける以前にさまざまな恐怖や不安と戦わなくてはならないということを、まず理解しておきたいものです。ですから、どうすれば、患者にこうした不安を克服してもらえるのか、どうすれば患者が日常生活に復帰していくのを助けることができるか、その方法について考えてみたいと思います。

　不安については昔からたくさんの考え方があります。そのなかでも有名なのは、精神分析の創始者であるフロイトの考えです (Brenner, 1955)。自分に向かっ

て馬車だとか自動車が暴走してきたら、誰でも危険を感じて不安になります。彼はこうした現象を現実不安と名付けました。この不安は危険が近づいてきたことを教えてくれますから、私たちは、それに対する対策を考え、上手に対応することができるようになります。不安を感じとるということは、私たちの日常生活には欠かせない大切なことです。しかし、この現実不安は、それがあまりにも大きくなりすぎると、私たちはそれに翻弄されてしまうことがあります。

　フロイトは第二の不安として、神経症不安を考えました。自分でも抑えることができない自分自身の衝動のために、何か悪いことが起こるのではないかとたえず心配しているようなものです。これは、人間が生まれながらにしてもっている原始的な欲望がそのまま日常生活のなかに出てきてしまうのではないかという心配です。神経症不安は、さらに①なんだか知らないが不安を感じるというタイプ、②理由はわからないのですが、ある特定のものが怖いという恐怖症、③そして、何も原因らしいものはないのに、突然うろたえてしまうパニックの3種類があるというのです。

　フロイトが考えた第三の不安は良心の呵責とか罪の意識に近いものです。親はよく子どもに「嘘をついてはいけません。正直にしなさい」と親自身ができないようなむずかしいことを要求します。そうした躾が心のうちに取り入れられ、自分の行動に対する「良心の裁き」のようになって、自分自身を罰したり苦しめるといった現象がこれに近いだろうと思います。

　不安については、このほかにもさまざまな人たちの考え方や理論がありますが、セラピストとして実際に患者に接するときには、原因や理由も大切ですが、それ以上にどうすれば不安や恐怖をやわらげることができるかが重要なポイントではないかと思います。

2. 不安や恐怖が条件づけで身につくことがあります

　ロシアの生理学者であり、1904年にノーベル医学賞を受賞したパブロフ (Pavlov, 1906) の犬の実験で有名になった、レスポンデント条件づけという理論があります。彼は犬にメトロノームの音を聞かせながら餌を与えていると、やがて犬はメトロノームの音を聞いただけで、唾液を出すようになることに気づきました。

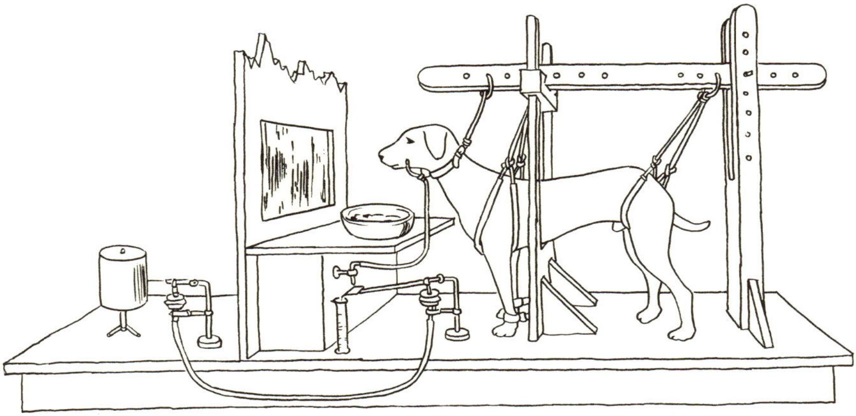

Yerkes & Morgulis, 1909: メイザー著『メイザーの学習と行動』（1996, 二瓶社）p.53より

図1　パブロフの古典的条件づけの実験

　この実験は動物を使ったものですが、私たち人間も同じような原理で、恐怖によく似た反応を身につけてしまうことがあります。たとえば、道路で自動車にぶつかってけがをした子どもが、その後一人で道路を横断するのを怖がるようになったということを聞くことがあります。また、ある繁華街のレストランで暴漢からひどい目にあわされた人が、3週間ほどたってからその場を訪れたときに、吐き気がしただけではなく、心臓がどきどきするとか、冷や汗が出てきたというようなこともよく耳にします。これら二つの出来事は、パブロフの実験で発見された条件づけの原理とよく似た現象のようにも考えられます。

　パブロフの実験からヒントを得て、アメリカの心理学者ワトソンとレイナー(Watson & Rayner, 1920) がこんな実験を発表しています。彼らはアルバートという9カ月の男の子が白ネズミと遊んでいるときに、後ろから近づいて、大きな金属音を鳴らしました。びっくりしたアルバートは白ネズミと遊ぶのをやめてしまいました。こうしたことを何回か続けると、やがてこの子は白ネズミを見ただけで泣きだすようになったのです。そしてネズミを見ると、すぐに逃げだそうとするようになりました。さらに、白ネズミだけではなく、白い犬、アザラシの毛皮、脱脂綿、白いひげのサンタクロースなども怖がるようになってしまったというのです。

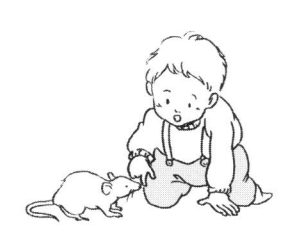

1) 条件づけ以前には、アルバートは白ネズミに対して積極的に行動する。

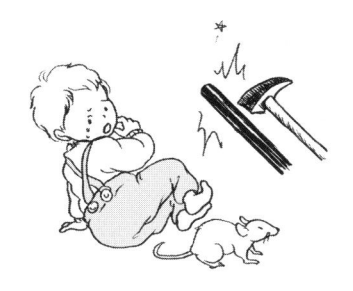

2) アルバートが白ネズミを見ているときに大きな音を鳴らす。

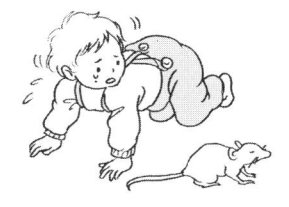

3) 白ネズミを怖れて、逃げる

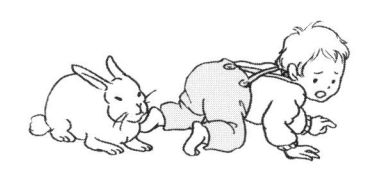

4) 恐怖反応は、白いもの、毛のあるものに広く般化する

Watson & Rayner, 1920: 今田寛他編『心理学の基礎』(1991, 培風館)p.71より（一部改変）

図2　アルバート坊やの実験

3. 不安を解消する実験

　ワトソンとレイナーは、ずいぶんひどい実験をしたと読者は思われるでしょう。たしかにその通りです。ただ、ワトソンたちは、幼児に白ネズミに対する恐怖をいだかせた後で、それを取り除く計画を立てていたのです。でも、アルバートはその後ワトソンの研究室に来なくなってしまいました。それで、ワトソンは自分が計画していた不安や恐怖を取り除く実験を、ジョーンズ（Jones, 1924）という女性の心理学者にやってもらい、彼女はその結果を発表しています。その内容を紹介しましょう。

　この実験の被験者はピーターという2歳10カ月の男の子です。ピーターは白ウサギを怖がるだけではなく、毛皮のコート、羽、綿なども怖がっていました。ジョーンズは、ピーターのウサギ恐怖をとりのぞくために、次のような実験を行いました。

①ピーターが怖がらないように、ウサギが出てこられないようなカゴのなかに入れて部屋の隅に置きました。それから、ピーターが怖がらないことを確かめながら、少しずつウサギの入ったカゴを近づけていきました。
②次に、ピーターから４メートルのところまで近づけました。
③２メートルまで近づけました。
④１メートルまで近づけました。
⑤ピーターのすぐ足下にカゴを置くことができました。
⑥ピーターがいるすぐそばで、ジョーンズがカゴからウサギを出しました。
⑦ジョーンズが抱いているウサギを、ピーターはさわることができるようになりました。
⑧ピーターはだんだんウサギに慣れてきて、部屋のなかを走り回っているウサギにちょっとさわることができました。
⑨ウサギのまねをしたり、そばにある物をウサギに向かって投げてみたり、ウサギに近づく動きを見せることができるようになりしました。ここまでは５回目の実験でやれるようになりました。
⑩自分の椅子の上にウサギがのっても平気になりました。
⑪20回目のセッションでは、ウサギと一緒に床の上で座ることができるようになりました。
⑫ジョーンズがウサギをカゴのなかに入れるときに、ピーターもそれを一緒に手伝うことができました。
⑬ウサギを自分の膝の上にのせることができました。
⑭25回目には、ジョーンズがいなくても、ピーターは一人でウサギと同じ部屋にいることができるようになりました。
⑮部屋のなかにある囲いのなかに、自分でウサギを入れることができました。
⑯ウサギをなでることができるようになりました。
⑰45回目には、ウサギに自分の指をかじらせることができました。

4. この実験から学べること

この実験から私たちはいくつか大切なことを学ぶことができます。まず、

ジョーンズがピーターと仲良くなって実験をやっているということです。もちろん、最初はそれほど親しくはなかったかもしれませんが、実験室に来るたびに、ピーターはジョーンズと仲良くなっていったにちがいありません。つまり、実験をする人と被験者である子どもとの間に良い人間関係ができあがることは、子どもを安心させる上でとても大切なことだと思います。

　これとまったく同じことが、理学療法や作業療法を含むさまざまな治療にもいえるのではないでしょうか。治療を行うときに、治療者と患者の間に良い人間関係ができあがっているとか、できあがりつつあるということは、患者をリラックスさせ、患者が治療に対して積極的な気持ちをもつようにし、治療の効果をあげる上でとても大切なことだと思います。セラピストが患者と親しい人間関係を築くことで、患者の治療への動機づけを強め、治療効果を促進することができます。

　もう一つ、注目したい点は、ジョーンズがピーターが怖がらない範囲で、少しずつウサギを近づけていったことです。特に、はじめのうちは、ウサギが出てこないようにカゴのなかに入れておきました。これでピーターはずいぶん安心できたと思います。それから、ウサギをカゴに入れたまま「ちょっとずつ」ピーターに近づけていきました。

　これと同じように、理学療法でも作業療法でも、患者が治療に対して不安や恐怖を訴えるならば、本人があまり不安を感じない範囲で、ほんの少しずつ不安の対象なり課題に挑戦してもらうことが大切ではないでしょうか。ごく小さいあるいは少ない不安や恐怖ならば、いっぺんにはできなくても、時間をかければ少しずつ克服することができます。ジョーンズの実験は、患者の不安や恐怖をどうやって克服するかについて、とても良いヒントを与えてくれると思います。

5．不安を克服（解消）する方法

　精神科医のウォルピ（Wolpe, 1958, 1969）は、行動アプローチとくにリスポンデント条件づけ【注】の立場から、患者のもっている特定の対象に対する不安ないし恐怖を、イメージのなかで少しずつ克服あるいは軽減するという方法（系統

的脱感作法と呼ばれています）を考案しました。この方法のヒントになったのが、ジョーンズの幼児のウサギに対する恐怖を取り除く実験だったのです。

【注】

　行動（あるいは学習）心理学：人の行動のなかには、反射とか本能的な行動のように誰からも習っていないのに生まれながらにしてやれる行動があります。これに対して、教えられるとか、何かの拍子に身についてしまった（条件づけられた）行動もあります。この行動が身につく過程をよく見ると、大別して三通りの方法があります。一つはパブロフの犬の実験で有名なリスポンデント条件づけです。1904年にノーベル賞をもらったロシアのパブロフという生理学者は、犬に肉片を与えて消化機能に関する大脳生理学の研究をしていました。このときに犬が餌を見るとか、餌を運ぶ人の足の音を聞いただけで唾液を出すことに気がつきました。つまり、犬が本来唾液を出すはずがないような音で唾液を出すようになったのです。こうした時間的接近による条件づけのことをリスポンデント条件づけとか、次に説明するオペラント条件づけより前に発見されたので、古典的条件づけと呼んでいます。

　これに対して、アメリカのスキナーという心理学者は棒のようなバーにさわるとエサが出てくる実験装置のなかにネズミを入れました。ネズミが偶然バーを押したら餌が出てきたので食べました。また、偶然押したら餌が出てきたので食べました。こうしてネズミはバーを押してエサを食べることを覚えたのです。このことをオペラント条件づけとか道具的条件づけと呼んでいます。また、リスポンデント条件づけとオペラント条件づけのことを心理学では行動理論とか学習理論と呼んでいます。

　また、同じアメリカのバンデュラという心理学者は、子どもはごほうびをもらうことよりも、誰かの行動を見習っていろいろなことをするようになると言っています。このことを観察学習とかモデリング、さらには社会的学習理論と呼んでいます。

　このモデリングをふくめて、ここで取り上げた三つの理論に基づいた行動変容のやり方を行動アプローチと呼ぶ人もいます。この本の理論的な根拠の大きな部分はこの三つの理論に基づいています。

　私たちが不安や恐怖を感じているときに、どんな状態になるかを考えてみましょう。誰でも怖い状況に出会って緊張したときには、次のような反応が起こるのではないでしょうか。今、この本を読んでいるあなた自身の身体の反応を、

このページを読みながら考えてみて下さい。

- 胸がどきどきする
- 心臓の鼓動が激しくなる（速くなる）
- 脈拍が速くなる
- 呼吸が速くなる
- 呼吸がしにくくなる
- 喉が乾く（口のなかが乾く）（水が飲みたくなる）
- 冷や汗が出る
- 筋肉がこわばる（固くなる）
- 目がくらくらする
- 血液の循環が速くなる
- 手足が震える
- 顔が赤くなる
- 吐き気がする

　このなかには自分でそうした反応を調節というかコントロールできるものと、調節できないものがあると思います。たとえば、胸がどきどきするとか脈拍が速くなることは、自分ではどうすることもできません。また、自分の意志で汗を止めることも不可能です。でも、呼吸は深呼吸をするとか、腹式呼吸をすることによって整えることができます。ヨガの呼吸法は、呼吸を整えるのにとても有効です。
　自分ではどうすることもできないものは仕方がありませんが、さまざまな呼吸法、自律訓練法、弛緩訓練（リラクセーション法）などを使えば、心身の緊張をある程度ゆるめることができます。
　ウォルピが使ったイメージのなかで不安を克服する方法は、不必要な不安を軽減するためにまず身体をリラックスさせて、不安とか緊張を少しやわらげることからはじまります。
　彼のやり方は、①まず、どんなものにどのくらいの不安を感じるかを患者に尋ねて、不安の度合いをチェックします。一番怖いと感ずる状況なり状態を100点の不安得点として、まったく不安を感じない状況の不安得点を0点にし

ます。②次に不安を感じる場面を100点から0点まで10点刻みに並べていきます。③次に、患者に身体をリラックスしてもらいます。④身体をリラックスさせておいて、ほんの少しだけ不安を感じるような場面をイメージのなかで思い浮かべてもらい、本人が不安を感じない範囲で少しずつ不安を克服してゆく方法（系統的脱感作法）です。また、考え方とやり方はまったく同じですが、イメージではなく実際の場面を経験してもらい、ごく少しずつ不安を乗り越えていく方法（現実脱感作法）も考案しています。

6. リラクセーション法

　ウォルピは、ジェイコブソン（Jacobson, 1938）が開発したリラクセーション法に出会い、それで患者の不安を軽くできることに注目して、自分の治療にも使いはじめました。リラクセーション法のやり方は、理学療法や作業療法にもすぐに応用できますから、もう少し詳しく説明しましょう（なお、ここで紹介する方法はジェイコブソンのやり方をウォルピがアレンジした短縮版です）。

①基本姿勢とウォーミングアップ
　まず、椅子に楽な姿勢で座るか、畳のうえに仰向きに横たわります。手足の力を抜き、手はごく軽く握る感じで大腿部の上（横たわっているときは身体の横）に置きます。そして、両方の目を軽く閉じます。
　そのままの姿勢で両方の拳をできるだけ強く5秒間握ります。5秒間たったら、ゆっくりと力を抜いて、拳をもとのリラックスした状態に戻します。そして、20秒間身体をリラックスさせ、のんびりとした気分にひたります。20秒間をめやすに、心のなかでゆっくりと「イーチ、ニィー、サーン」と20まで数えるのもいいでしょう。あるいは、秒針のある時計をセラピストの見えるところに置いておくのもいいかもしれません。20秒間たったら、もう一度、5秒間の緊張、そして

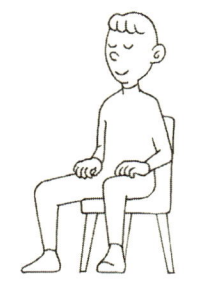

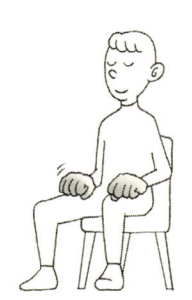

20秒間のリラックスを行います。
　以下に緊張した状態とそれに続くリラックスの方法を示します。各項目については同じように緊張とリラックスを、2回ずつ繰り返して行ってください。

②目を固く閉じる

　最初は基本姿勢をとり、リラックスします。次に両方の目を固く閉じ、5秒間目の周りに緊張を感じます。それが終わったら、ゆっくりもとの軽く目を閉じた状態に戻し、目の周りだけでなく身体全体がリラックスしていることを20秒間感じます。同じことをもう一度行います。

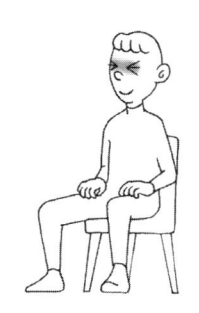

③歯をかみしめる

　目を閉じたままで、上の歯と下の歯を5秒間かみしめます。口のなかと口のまわりの緊張を感じます。それが終わったら、ゆっくりと歯をもとの状態に戻します。そして、20秒間口のなかと身体全体がリラックスしているのを感じます。同じことをもう一度行います。

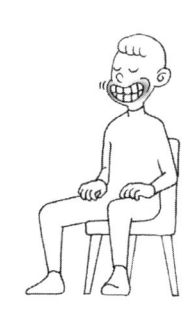

④頭を後ろに倒す

　頭をゆっくりと後ろへ倒し、首に緊張を感じます。このとき、あまり急いで倒さないように、またあまり強くしないように気をつけましょう。首の後ろが緊張しているのを5秒間感じます。それから、ゆっくり頭をもとに戻し、20秒間首のまわりと身体全体がリラックスしているのを感じます。同じことをもう一度行います。

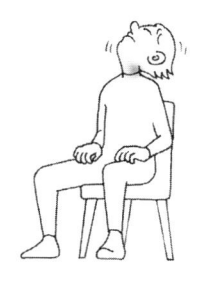

⑤両肩を上にあげる

　両肩を上にゆっくりあげて、5秒間肩と首に緊張を感じます。それから、ゆっくり両肩をおろしてもとの姿勢に戻ります。首と肩の力が抜けて楽になった状態を20秒間感じます。同じことをもう一度行います。

⑥胸いっぱい空気を吸いこむ

　レントゲンの胸部撮影のときのように、胸いっぱいに空気を吸いこみます。吸いこむのを止めて、5秒間胸に緊張を感じます。それから、ゆっくりと空気をはき出し、呼吸が静まるのを待ちます。空気をはき出して、静かな状態に戻るには20秒間以上かかる人が多いだろうと思います。そんな場合には、あまり20秒間にこだわらないで、呼吸が静まるのを待ちましょう。同じことをもう一度行います。

⑦お腹に力を入れて突き出す

　お腹に力を入れて突き出し、5秒間お腹に緊張を感じます。ゆっくり空気をはき出し、もとの状態に戻し、20秒間リラックスしている状態を感じます。同じことをもう一度行います。

⑧お腹を引っ込める

　⑦とは逆に、お腹を内側に引っ込めて、5秒間お腹に緊張を感じます。ゆっくりもとの状態に戻して、20秒間お腹の力を抜いてリラックスしている状態を感じます。同じことをもう一度行います。

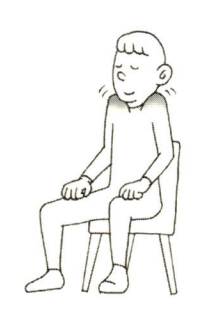

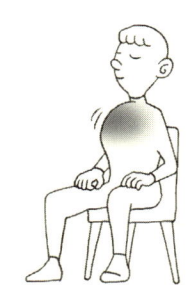

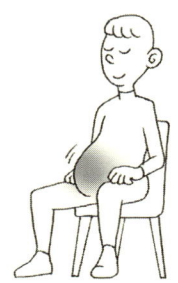

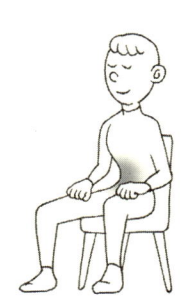

⑨上半身をそり返らす

両手を上に上げて、そのまま上半身を伸ばしながら後ろに倒していきます。このとき背中は椅子の背にもたれています。背中を後ろにそらして5秒間緊張を感じます。ゆっくりともとに戻して、20秒間リラックスしている状態を感じます。同じことをもう一度行います。

⑩つま先を手前に引く

椅子に座ったまま両足を前に投げ出してかかとを床に置き、つま先を手前に引っぱり上げるようにします。脚全体とふくらはぎに5秒間緊張を感じます。ゆっくりともとに戻して、20秒間脚全体にリラックスしている状態を感じます。同じことをもう一度行います。

⑪つま先を前に押し出す

⑩と同じように、かかとは床の上に置き、つま先を床に向かって押し出します。足の裏と向こうずねに5秒間緊張を感じます。ゆっくりともとに戻して、20秒間脚全体にリラックスしている状態を感じます。同じことをもう一度行います。

⑫身体全体(手の先から足の先まで)を伸ばす

最後に、椅子に座ったまま両手を上げ、両足を前に投げ出し、両手の先から両足のつま先まで伸ばして、全身で後ろにそりかえり、5秒間緊張を感じます。ゆっくりと両手と両足をもとに戻し、20秒間リラックスしている状態を感じます。同じことをもう一度行います。

このリラクセーションをはじめから終わりまで、毎日1回か2回やっていると、2

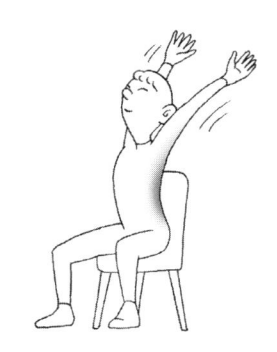

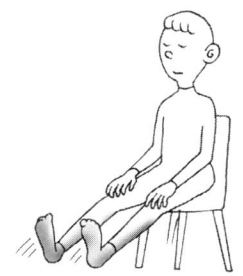

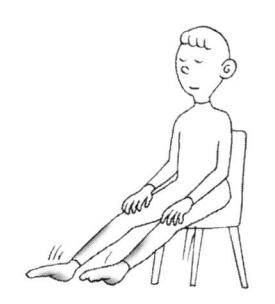

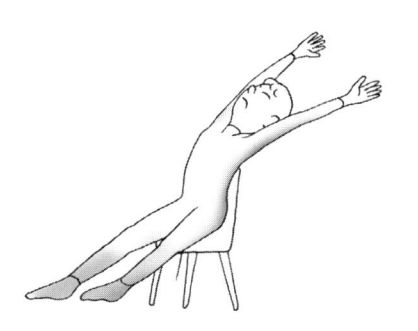

週間から4週間ぐらいたつと、最初のいくつかの動きをやるだけで、身体も心もリラックスした状態にもっていけるようになります。

7. イメージを使ったリラクセーション

　ウォルピは患者にリラックスするようなシーンを思い浮かべてもらうことによって心身を楽にするイメージ法を考案しました。これが、現在スポーツ界でさかんに行われているイメージ・トレーニングの出発点だと言われています。ただし、ウォルピ自身はあくまで精神科医として臨床の場で活躍した人であり、イメージ法を競技スポーツに使ったことはありませんでした。
　彼が好んで患者に使ってリラックスさせるシーンの一つは、
「あなたは休暇をとって、南の島に行きました。飛行場からリムジンでホテルにつき、ご自分の部屋に入りました。ビーチウェアに着替えてたった一人で、海辺に出ました。誰もいない砂浜の上をゆっくり歩いていきます。静かな波が砂浜の上を寄せてはかえしていきます。白い砂浜の上をしばらく歩いていくと、砂浜に続いた椰子の林のなかの芝生の上にデッキチェアが並んでいます。あなたはその一つにゆったりと腰を降ろしました。見上げると椰子の葉が風にそよいでいます。そして、青い空はどこまでも続いています。青い海もどこまでも続いています。青い空と青い海とが交わる水平線を目指して、白いセール（帆）をはった一艘のヨットが、ゆっくりと沖に向かって動いています。静かな、静かな、南の島の午後です。あなたは空と海とヨットを見ながら、ゆったりとデッキチェアに横になっています」
　もちろん、こうしたシーンを思うだけでもリラックスできますが、リラクセーション法[注]の後でこうしたイメージを浮かべると、よりリラックスすることができるようです。こうしたことを何度か経験すると、イメージだけでもリラックスした状態に入れると思います。

【注】
　この本では、リラクセーション法を系統的脱感作法の一部としてとりあげていますが、リラクセーションの創始者であるジェイコブソンは、リラクセーション法を単独の治療

方法と考えています。たとえば、身体をリラックスさせて身体の筋肉の緊張をゆるめることができると、心身の緊張から起こるさまざまな症状を緩和することが可能です。また、バイオフィードバックは額を中心に頭のまわりの筋肉の緊張を筋電図ではかり、患者がどのくらいリラックスできているかを、患者自身にヘッドフォンを使って音の高低で伝えるとか、交通の信号機のように３種類の色あるいはデジタルクロックのような数字で伝達し、患者が自分自身の身体をできるだけリラックスした状態にもっていくやり方を使っています。こうした方法で、緊張性頭痛とか偏頭痛のように緊張を伴うさまざまな症状の緩和をはかる試みがなされています。

8. 理学療法・作業療法におけるリラクセーション

　理学療法・作業療法の対象者（患者）には、病気や障害に対する不安や心配、あるいは痛みなどによって緊張を強いられている人がたくさんいます。緊張は正常な機能回復を妨げ、運動療法の阻害因子となって、障害を悪化させることもあります。また身体的緊張と精神的緊張は密接に関係しているので、患者の病状とくに身体的な状態と精神的な状態の関係を注意深く観察しなければなりません。こうした患者にとって、リラクセーション法はとても大切な治療方法です。

　リハビリテーションの臨床現場で患者が感じる不安や恐怖にはどんなものがあるのでしょう。ウォルピはさまざまな不安をあげていますが、そのなかの「病気に関する不安」が、セラピストがもっとも多く出会う問題ではないかと思います。具体的な不安の対象としては、次のようなものがあげられます。

　①痛み
　②麻痺
　③しびれ
　④病気の再発・再骨折
　⑤転倒
　⑥予後・病気の経過
　⑦退院
　⑧社会復帰

⑨死
⑩治療・手術の内容

　もちろん、その程度や内容は患者によってさまざまでしょうが、患者に接するときには、上記のような項目の内容について、「いつ」「どこで」「どの程度」「どのようにして」「なぜ」起こっているのかをよく考えてみることが大切だと思います。
　それでは、実際の症例を紹介いたしましょう。

症例　Aさん　73歳　男性　脊柱管狭窄症（せきちゅうかんきょうさくしょう）

【経過】　Aさんは下肢に強い痛みとしびれが続き、筋力が低下して歩行が困難になってきました。整形外科で「脊柱管狭窄症」と診断され、手術を受けましたが、Aさんが期待したほど症状は回復しませんでした。術後の理学療法で、筋力トレーニングや歩行練習がはじまりましたが、車椅子に乗り移るだけですぐに疲れてしまいます（易疲労性（いひろうせい））。呼吸器や循環器系、糖尿病など内科的な問題は見当たりませんでしたが、「しんどい、無理や」と消極的な訴えばかりが多くなってきました。筋力が回復してきても歩行練習が進みません。

【観察】　もともとAさんは体力に自信があったので、人並み以上にがんばって一気に仕事を終わらせるようなタイプの人です。術後の理学療法も全身に力を込め、歯を食いしばり、必死になってがんばります。よく観察すると、起き上がるときや立ち上がるときに上肢の力で体を支えるといった不必要に過剰な努力をしていました。また呼吸をほとんど止めていたので、すぐに疲れてしまい、なおさらうまくいきません。10メートルも歩けませんでした。

【対応】　そこで担当のセラピストは「あまりがんばらないで、普通に呼吸できる範囲でやってみましょう」と提案しました。そして、まず、ジェイコブソンのリラクセーション法の一部をやってもらい、緊張の少ない状況を経験してもらいました。その後の歩行練習中の指導は「呼吸をすることと、顔の表情と上肢をリラックスさせること」がほとんどでした。Aさんは、「呼吸」と「リラッ

クス」を意識することで、本来もっている下肢の筋力を使うことができるようになってきました。その結果、普段の生活でもリラックスできる時間が増え「しんどい、無理や」という訴えが徐々に減って、杖歩行が安定してきまた。そして、Aさんは笑顔で退院されたのです。

9．不安の階層の作り方

　患者のなかには、治療を受けてもらいたくても、原因不明の不安のために来られないという人がいます。たとえば、自分のベッドから起き上がるのが不安であるとか、なぜかわからないが不安を感じて自分の部屋から出ることができないという患者もいます。こういう人たちの状態は、不登校といわれる生徒の症状とちょっと似ているところがあるようです。
　この種の症状のむずかしさは、「なぜ怖いのですか」「なぜ不安なのですか」と尋ねても、その当人自身よく理由がわからないことです。ただ、結果としては、患者が病室や自分の家を出てリハビリ室に行くことがなんとなく不安なのです。
　こうした問題を解決するには、いっぺんに不安と向かい合うのではなく、少しずつ不安を克服していこうとする系統的脱感作法が有効な方法だと思います。
　リラクセーション法を練習するのと平行して、まず患者のもつ不安がどんなときや場所で、あるいはどんな状態で起こるのかを尋ねます。そして、怖いと感じている対象に対して、どんな場合にどのくらいの怖さを感じるかを、一番怖い状態からまったく怖くない状態まで順番に並べていきます。これが「不安の階層」の作成です。
　たとえば「ゴキブリが怖い」という現象を例にとって、練習してみましょう。まず、ゴキブリが怖いという人のなかから誰か「患者」あるいは「被検者」になってくれる人を選び、「あなたにとって大きさが3センチのゴキブリがどんな状態になったら一番怖い（いやな）でしょうか？」と尋ねることからスタートします。
　もし、「患者」が「ゴキブリが自分の身体にとまったときです」と答えたら、「身体のどこにとまるのが一番いやですか？」と尋ね、額とか首筋といった、もっとも怖いところへとまったときの不安得点を100にします。
「では、そのゴキブリがどのくらい離れたところへ行ってしまったら、あなた

は不安を感じなくなるでしょうか」と尋ねます。そして、患者にどのくらい（何メートル）離れたところかを具体的に言ってもらいます。これで、患者のゴキブリに対する不安得点が100点の状態と0点の状態がわかります。それから、まったく不安を感じない状態から一番怖いとかいやだと感じる状態までを、10点刻みで11選んで、それを一番怖いものから順番に並べていきます。

この11項目のなかで、患者がまったく不安を感じないのは、当然患者から非常に遠く離れたところにいるゴキブリです。この場合仮に、20メートル離れているところとしましょう。まったく怖くないのですから、不安得点は0です。そして、一番怖いところは、額にとまったときとしましょう。一番怖いところですから、不安得点は100です。

恐怖の場面を10点おきに並べてみると次のようになります。怖さにはゴキブリの大きさも関係しますが、ここではすべて3センチのゴキブリということにしてみました。

100点　額にとまりました。
90点　洋服の肩口にとまりました。
80点　ズボンの裾にとまりました。
70点　自分の靴の先にとまりました。
60点　自分の靴から50センチ離れたところにいます。
50点　自分から1メートル離れているところにいます。
40点　自分から3メートル離れているところにいます。
30点　自分から5メートル離れているところにいます。
20点　自分から8メートル離れているところにいます。
10点　自分から10メートル離れているところにいます。
0点　　自分から20メートル離れているところにいます。

もちろん、実生活では、ゴキブリはじっとしているわけではなく、飛んだり、走ったりしますし、動くゴキブリのほうがじっと止まっているゴキブリよりずっと怖いにちがいありません。ただ、ここではわかりやすく説明するために、ゴキブリがじっとしているという状態にしておきましょう。でも、実際には、ゴキブリが患者のほうを向いているか、反対を向いているかでも不安はちがいま

す。飛んでいると怖い、特に自分のほうを向いて飛んでくるゴキブリが怖い、といった具合にさまざまな状況があり、上に書いたような単純なものではありません。ただ、ここでは、患者にとってゴキブリが近いとどのくらい怖いか、遠ければ怖さがどのくらい少なくなるかということを理解していただきたいので、単純な不安のリストを使って、不安の階層の作り方を紹介しました。

　実際に臨床の現場で、患者から不安の程度を聞き不安の階層を作る場合も、やり方としてはここで説明したのとまったく同じように進めます。

10. ベッドから車椅子に移ることを怖がる患者の事例

　系統的脱感作法と現実脱感作法は有効な治療法ですが、理学療法や作業療法の治療のなかで時間をとれないような場合には、病院の臨床心理士、ソーシャルワーカー、看護師のなかでこうした治療法に通じている人に依頼して、リハビリ室まで患者が来ることを助けてもらうことを考えてみると良いでしょう。

　患者のなかには、身体的には十分治療ができる状態なのに、実際にはリハビリ室に来られない患者も少なくありません。長い間病床で寝ていたために起き上がることに不安を感じている人、ベッドから離れることが怖いといった理由で病室を出ることができない人、リハビリ室に行くことに心理的な抵抗を感じる人がいるということはよく目にします。

　ある高齢の女性が前腕（ぜんわん）の骨折（コリース骨折＝とう骨骨折）で入院し、手術を受けました。担当医師によれば骨はしっかりつながっているし、なんの問題もないとのことでした。しかし、患者はベッドから離れて、車椅子に乗るのが怖いと言って起きようとしません。そのために車椅子に乗ってリハビリにも行けずにいます。そこで、セラピストは担当の看護師と一緒にこの患者の病室を訪問し、リラクセーション法の目的と効果を説明するとともに、はじめから終わりまでの動きを3人で一緒にやってみました。その後は、スケジュール的に患者を病室に毎日訪問することができないセラピストは、看護師にリラクセーション法を実施してもらいました。そして、リラクセーション法がある程度できるようになったら、（イメージのなかで不安を克服する）系統的脱感作法を使ってベッドから離れる訓練を実施してみようと考えたのでした。

看護師からの連絡では、リラクセーション法をベッドで寝ている患者と数日一緒にやってみましたが、これはかなりうまくやれるようになりました。セラピストは看護師に患者と一緒にリラクセーションを続けることを依頼するとともに、自分はこの患者の「車椅子に乗ることへの不安」についてイメージのなかで不安を克服する系統的脱感作法を行うことにしました。

①患者の不安
　この患者の問題は、ベッドから起きて車椅子に乗るだけの身体的な力はあるにもかかわらず、ベッドの上で起きる、車椅子に移る、車椅子に腰をかけることが不安だといって、こうした一連の行動をやらないでいることです。セラピストが患者の不安についてさらに耳を傾けていると、次のようなことがわかってきました。この患者にとって、車椅子に乗せられて、看護師や介護の人に押してもらい、大勢の人がいる廊下を通ってリハビリ室に行くということは、彼女の言葉を使えば「とても恥ずかしい経験」だというのです。
　セラピストは患者のこうした気持ちを理解し、患者の心のうちを語ってもらい、それに耳を傾けることが大切であることは十分理解していました。しかし、仕事に追われ、患者の話に毎日耳を傾ける時間的な余裕がないのが現実でした。そのために、患者がベッドから車椅子へ行くことへの不安に焦点を当てることにより、問題を限定的に取り上げ、その不安の軽減をイメージのなかで行う系統的脱感作法を、短時間（約10分間）ですが毎日あるいは隔日に試みることにしました。
　この患者が不安を克服し、車椅子に座れるようになるには、「ベッドの上で起き上がる」ことからはじまり、「ベッドの端から足を降ろす」「床の上に立つ」「車椅子に手をかける」「車椅子に移る」そして最終的には「車椅子に座る」といった一連の動作があると考えました。そして、ベッドに寝ている状態から車椅子に座るまでの不安の階層を作ることにしました。

②不安の階層の作成
　セラピストは患者にベッドの上に寝ている状態から、ベッドの側に置いてある車椅子に乗るまでの不安を点数で言ってもらいました。不安が最も高い場面（100点の不安）から不安がまったく感じられない場面（0点の不安）までを、ほぼ

10点の間隔で並べていき不安の階層を作りました。

　100点　車椅子の上に座る。
　90点　車椅子の手すりを持って、身体を車椅子に乗せようとする。
　80点　床の上に立ち、車椅子の手すりを持つ。
　70点　床の上に両足で立つ。
　60点　ベッドの端を持ちながら床の上に立つ。
　50点　ベッドの端に腰をかけながら、両足を床から30センチまで降ろす。
　40点　ベッドの上に座ったまま、両足をベッドから床につける。
　30点　ベッドに寝たまま、ギャッジを90度まで上げる。
　20点　ベッドに寝たまま、ギャッジを45度まで上げる。
　10点　ベッドに寝たまま、ギャッジを30度まで上げる。
　0点　ベッドを水平にして、ベッドに寝ている。

　すでに指摘したように、「不安の階層」はあくまで患者がその時点で「感じた」というか「思った」不安の得点であり、系統的脱感作法のなかでイメージを浮かべてもらうと、「不安の階層」とは違った結果が出ることが少なくありません。また、患者がこのやり方で「イメージのなかで不安を克服」すれば、当然不安は減っていくので、治療（介入）前の「不安の階層」とは違った点数に変わっていきます。したがって、不安の階層は治療の開始時点での参考あるいは方向づけぐらいに考えてもいいでしょう。

11．系統的脱感作法の実践例

❖開始1日目（初回）
　まず、患者にベッドの上でリラクセーションを行い、身体と気持ちをリラックスしてもらいました。すでに紹介した「ベッドに寝ている状態から、車椅子に座っている状態までの不安の階層」をもとにして、まず患者の不安が0だったシーンを思い浮かべてもらいました。

> イメージのなかで、あなた(○○さん)はベッドの上に横になっています。そのシーンを思い浮かべて下さい。思い浮かべることができたら人さし指を上げて下さい。そうすれば、あなたがイメージを浮かべていることがわかりますから。5秒たったら、イメージを消してもらい、何点ぐらいの不安を感じたのかを尋ねますから、答えて下さい。

> (人さし指が上がりました。)

> ハイ、消して下さい。今あなたは何点ぐらいの不安を感じていますか？

> ありません。

> 0点ですか。不安はまったくないのですね。次から、不安を点数で言って下さい。あなたはベッドに寝ています。ベッドの上半分を10度の角度まで上げました。そのシーンを思い浮かべて下さい。思い浮かべることができたら、右手の人さし指を上げて下さい。

> (人さし指が上がりました。)

> ハイ、消して下さい。今、あなたの不安は何点ぐらいですか？

> 0点です。

0点の場合はそのまま次に進みましょう。

> 0点ですね。
> 次から10度ずつ上げて同じようにやってみましょう。もし、不安の点数が上がったら、リラクセーションを行います。

ベッドの傾斜が30度で、不安の点数が上がりました……。

10点です。

わかりました。では、一度リラックスしましょう。

リラクセーション法を行ってもらいます。

不安の点数が高いときには、急がずリラクセーションを行います。

両方の手をぎゅっと握って下さい（5秒間）。

ハイ、リラックスして下さい（20秒間）。

では、もう一度、両手を握って下さい（5秒間）。

ハイ、リラックスして下さい（20秒間）。

セラピストが必要と感じたら、あと一つか二つのリラクセーションを加えて下さい。

もう一度やりましょう。

> あなたはベッドに寝ています。ベッドの上半分を30度まで上げました。そのシーンを思い浮かべて下さい。思い浮かべることができたら、右手の人さし指を上げて下さい。

> （人さし指が上がりました。）

> ハイ、消して下さい。今、あなたの不安は何点ぐらいですか？

> 5点です。

> そうですか、では次にいきましょう。

不安の点数が10点から5点に下がりました。これくらいだと次に進んでも大丈夫でしょう。

> あなたは上半分を45度に上げたベッドの上に寝ています。そのシーンを思い浮かべて下さい。思い浮かべることができたら、右の人さし指を上げて下さい。

> （人さし指が上がりました。）

> ハイ、消して下さい。今、あなたの不安は何点ぐらいですか？

> 15点です。

> わかりました。では、もう一度リラックスしましょう。

同じようにリラックス法をいくつかやってみます。
そして、もう一度尋ねてみましょう。

> あなたは上半分を45度に上げたベッドの上に寝ています。その シーンを思い浮かべて下さい。思い浮かべることができたら、右 の人さし指を上げて下さい。

> （人さし指が上がりました。）

> ハイ、消して下さい。今、あなたの不安は何点ぐらいですか？

> 10点です。

> では、もう一度リラックスしましょう。

先ほどは、リラクセーションを2回して15点から10点に下がりました。しかし、まだ不安が残っています。セラピストが必要だと感じたら、あと一つか二つリラクセーションを加えて下さい。

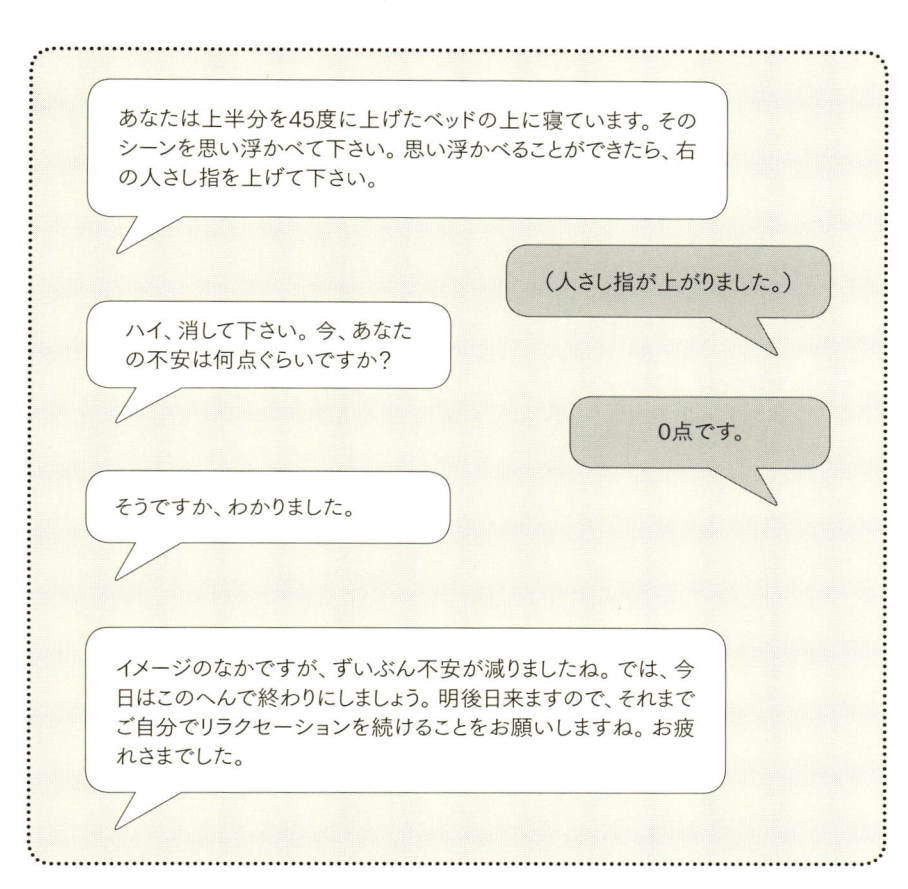

> あなたは上半分を45度に上げたベッドの上に寝ています。そのシーンを思い浮かべて下さい。思い浮かべることができたら、右の人さし指を上げて下さい。

> （人さし指が上がりました。）

> ハイ、消して下さい。今、あなたの不安は何点ぐらいですか？

> 0点です。

> そうですか、わかりました。

> イメージのなかですが、ずいぶん不安が減りましたね。では、今日はこのへんで終わりにしましょう。明後日来ますので、それまでご自分でリラクセーションを続けることをお願いしますね。お疲れさまでした。

　初回はここまで来るのにずいぶんかかりました。初めてのことなので、説明にかなりの時間をとりました。また、リラクセーションと実際に不安を感じるシーンを思い浮かべることは緊張するし疲れたようです。そうしたことと、セラピストが病室を訪問する時間の制約を考えてここでいったん打ち切りました。

❖ 開始後3日目

> ❖ セッション　2回目
>
> では、リラクセーションからはじめましょう。あなたにとってどの動きが一番リラックスさせてくれるようですか？
>
> 胸いっぱいに空気を吸いこむのがいいですね。
>
> それでは、空気を胸いっぱいに吸いこんで下さい。ハイ、息を止めて下さい……。
> （5秒後）どうぞ、息をはき出して下さい。
>
> もう一度やってみましょう。空気を胸いっぱいに吸いこんで下さい。ハイ、息を止めて下さい……。
> （5秒後）どうぞ、息をはき出して下さい。
>
> では、前回の終わりからはじめましょう。あなた（○○さん）が上半分を45度に上げたベッドの上で足を前に投げ出し、背中をベッドの上半分（ギャッジ）にもたれて座っています。そのシーンを思い浮かべてください。思い浮かべたら人さし指を上げて下さい。
>
> （人さし指が上がりました。）
>
> ハイ、消して下さい。今、あなたの不安は何点ぐらいですか？
>
> 0点です。
>
> 45度で不安が0点でしたので次の段階に進みます。

098　患者の不安を軽減する方法

> そうですか。では、片方の足を40センチベッドの端のほうへ動かしました。そのシーンを思い浮かべてください。思い浮かべたら右の人さし指を上げて下さい。

>> （人さし指が上がりました。）

> 今、不安は何点ですか？

>> 10点です。

> では、もう一度リラックスしましょう……。

患者にリラクセーションを2度ほどやってもらいます。

> では、もう一度片方の足を40センチだけベッドの端のほうへ動かしました。そのシーンを思い浮かべてください。

>> （人さし指が上がりました。）

> ハイ、消して下さい。今、不安は何点ですか？

>> 0点です。

> それでは、片方の足をもっと伸ばして、ベッドの端までもっていきます。そのシーンを思い浮かべてください。ハイ、消して下さい。不安は何点ぐらいですか？

>> 0点です。

- では、ベッドの端に座って膝から下を床に向かってぶらんと下げているご自分をイメージして下さい。思い浮かべたら人さし指を上げて下さい。

- ハイ、消して下さい。今、不安は何点ですか？

  - 30点です。

- どんなところから特に不安を感じましたか？

  - 足を床に向かって降ろしていくことに不安を感じました。

- では、2回ほどリラックスしましょう。こんなシーンを思い浮かべて下さい。あなたはベッドの中央に座り、両足をピンと水平にベッドの前に伸ばしました。そんなシーンを思い浮かべてください。

- ハイ、消して下さい。今、不安は何点ぐらいありますか？

  - ありません。

- ベッドの端から両足を床に向かって降ろすのと、膝から先を伸ばしているのとではずいぶん違いがありますね？

  - はい、ベッドから横に出しているのは床に向かっていませんが、足をぶらんと下げているのは床の方向に足が出ているので、不安を感じます。

- そうですか。明日やるときには、そのあたりを十分注意してやってみましょう。今日はこのへんでおしまいにしましょう。お疲れさまでした。

❖ セッション　3回目

> では、ベッドの端に座って膝から下を床に向かってぶらんと下げているご自分をイメージして下さい。

リラックスの動きを二つか三つします。

> じゃあ、イメージを浮かべていただきます。あなたはベッドの中央に座り、両足を水平にベッドから伸ばしている、そんなシーンを思い浮かべて下さい、思い浮かべたら人さし指を上げて下さい。

>> （人さし指が上がりました。）

> ハイ、消して下さい。今、何点ぐらいの不安ですか？

>> 0点です。

> ベッドの端から両足を出して水泳のバタ足のように、足を上下にバタバタさせています。そのシーンを思い浮かべて下さい。

>> （人さし指が上がりました。）

> ハイ、消して下さい。今、不安はどのくらいありますか？

>> 不安はありません。

> このシーンはどんな感じでしたか？

>> 足を一所懸命に動かしていたので、多分そちらに気を取られたのだと思います。

> 足をバタバタさせている間に疲れて、両足をベッドからだらりと下に下げました。そのシーンを思い浮かべて下さい。

>> （人さし指が上がりました。）

> ハイ、消して下さい。今、不安はどのくらいありますか？

>> 不安は0点です。

> では、バタ足に疲れたので、ベッドの端に腰を降ろして、足を降ろして一服して下さい。そのシーンを思い浮かべて下さい。

> （人さし指が上がりました。）
>
> ハイ、消して下さい。今、不安はどのくらいありますか？
>
> 不安はありません。
>
> 不安は0ですね？
>
> ハイ、足を夢中でバタバタやっていて疲れたので、不安を感じる余裕がなかったようです。
>
> そうですか、では明後日、今日やったところからスタートしましょう。リラクセーションをお時間があるときに、お願いします。

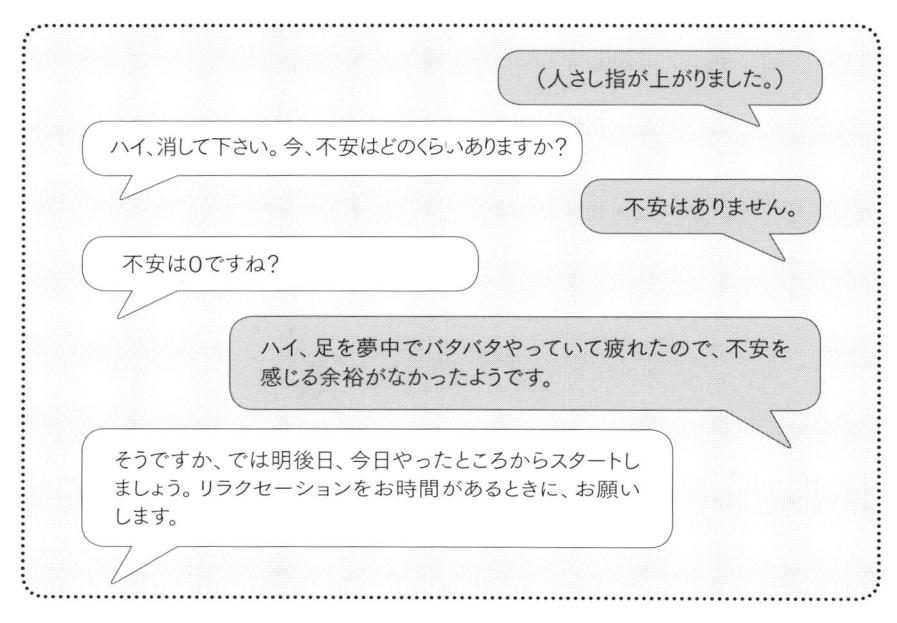

　この患者は、イメージのなかではもうすぐ床に足を着けることができるところまできています。したがって、セラピストは、イメージのなかで、患者が足を床につけることができるようになればいいのにと願っています。それができれば、「車椅子に近づく」シーンにいくことが考えられます。

　ただ、患者のなかには、イメージのなかでは不安を感じなくなっても、実際の場面になると不安を感じる人も少なくありません。したがって、イメージのなかでベッドから床まで降り、さらには車椅子の手すりをにぎり、身体を車椅子の座席に乗せるといった一連の動きを、イメージのなかで少しずつ進めていきましょう。また、病室でセラピストと患者が少しずつ「あまり不安を感じない範囲で」実際にやってみる現実脱感作法を平行してやってみるとか、患者の状態によっては、思いきって、イメージのなかでやる系統的脱感作法から実際の場で試みる現実脱感作法に切り替えることも考えられます。

　イメージなかで不安を克服できたら、実際の生活のなかで不安を乗り越えることができるようになる患者が少なくありません。しかし、すべての患者がそういう人ばかりではないのです。ですから、「実際の生活」のなかでセラピストと患者が一緒になって不安を克服する方法に挑戦してみるのも大切なアプロー

チだと思います。

　次章ではこの患者に実際の場面で現実脱感作法を使用した経過を説明します。

　リラクセーション法は、系統的脱感作法あるいは現実脱感作法を行うすべての患者に宿題として、毎日やってもらいます。そして、セラピストは患者が自宅や病室でリラクセーション法を実践しているという前提で治療にあたります。したがって、治療の前や途中では、患者が緊張していると思ったときだけ、最小限のリラクセーションを行います（もちろん、患者が自主的にできないならば、毎回リラクセーション法をはじめから終わりまで一緒にやる必要があります。ただ、それではセラピストの時間を取りすぎますので、病棟のスタッフの協力と支援が必要になります）。

　イメージを使って不安を解消する系統的脱感作法だけではなく、実際に不安を感じる場面でセラピストと一緒になって少しずつ不安を克服する現実脱感作法が理学療法や作業療法ではおおいに参考になると思います。なお、その際、患者が「不安を感じることなく」やれる範囲で行っていくことが重要なポイントです。

　治療にあたっては、まず患者とセラピストが親しくなり、一緒に何かをやれるという人間関係ができあがっていることが治療を進める上で大切です。こうした人間関係の支えは、系統的脱感作法の不安の点数のように数字で表すことはできませんが、治療上きわめて重要な鍵を握っています。

第 VII 章
現実脱感作法を使って不安を克服する

1. 実際の場面で不安を克服

　これまでは、患者が不安や恐怖を感じる場面や対象を、イメージのなかで、ごく少しずつ克服していく方法を紹介してきました。しかし、ウォルピはイメージのなかだけでなく、実際の場面で怖いものに対して、患者がごく少しずつ近づいていく方法も使っていて、この方法を現実脱感作法と呼んでいます。

　この治療法は、患者が怖がる実際の場所あるいは「もの」にごく少しずつ近づいていくわけですから、患者に大きい不安や恐怖を感じさせないように、細心の注意を払うことが必要です。ですから、患者がまったくあるいはごく少しだけしか不安を感じないような状況なり対象からはじめるべきです。つまり、これまで説明してきた、イメージのなかで不安を少しずつ克服していく方法とまったく同じことを、恐怖や不安の対象が実際に存在する場所で行っていくのです。なお、系統的脱感作法で使ったリラクセーション法を、治療をはじめる前や治療中に患者にやってもらうことは、治療を進めていく上でとても大切です。

　では、現実脱感作法の使い方を理解していただくために、いくつかの例を紹介しましょう。

症例 I　ベッドから車椅子に移るのが怖いという患者

　この症例は、本書の90頁で紹介した「ベッドから車椅子に移ることを怖がる患者」に系統的脱感作法を行い、イメージのなかでは車椅子に移る不安はなくなった患者です。しかし、いざ実際に車椅子に移ろうとすると不安を感じるというので、現実脱感作法をやってみました。まず、患者にリラクセーション

法をいくつかやってもらいました。そして、今日やる練習は、前にやったイメージのなかで不安を感じた場面を、実際の場面に置き換えて、少しずつ克服していくものであることを説明しました。そして、セッションをはじめる前に、ベッドに寝ている状態から、実際に少しずつ車椅子に近づいてもらいますが、どのあたりまでならば不安をあまり感じないでいられると思うかを尋ねました。そして、ベッドの上に寝ている状態から、ベッドの上に座り、さらにベッドの端までいくことには不安を感じないという答えをもらいました。

❖ ○○年○月20日　初回

○○さんはベッドの上ならば端までいっても大丈夫だと言われましたが、もしその途中で不安を感じたら、いつでも「ストップ」と声を出して言って下さい。そうしたら、そこで止めますから。前にイメージのなかでやったときと同じで、不安を感じてらっしゃるのに、無理に先へ進むことは避けたいと思います。いかがですか。

ありがとうございます。それならば安心です。

では、今ベッドの上に寝ておられますが、ベッドの上半分（ギャッジ）を、不安に感じない範囲で上げて下さい。

患者自身がギャッジを少しずつ上げていきます。

ずいぶん上がりましたが、不安はないですか？

大丈夫です。

わー、45度以上あがりましたね。

ベッドの上ですから大丈夫です。

> 片方の足をベッドの端まで伸ばしても大丈夫ですか？

>> ハイ、この通りです。

> では、両足を端までもっていってもですか？

>> ハイ、大丈夫です。

> わかりました。イメージのなかで練習したことが、ずいぶん役立っているみたいですね。

>> そうだと思います。あの練習がなかったら、なかなかできなかったと思うのです。

> お疲れ様でした。では、今日はこのくらいにしておきましょう。病室でリラクセーションをやっておいて下さいね。今日はとても良いスタートが切れたと思います。

❖ ○○年○月23日　2回目

> おはようございます。お元気そうですね？

>> ハイ、おかげさまで。

> 病室で練習なさいました？

>> ハイ、何度かベッドの端から、両足を下げて、空中でぶらぶらさせましたが、大丈夫でした。

> それはすごいですね。ベッドから足をたらしても大丈夫でしたか？

> ええ、この前先生とベッドの端まで足をもっていく練習をしていたので、ベッドの端まで行くのは平気でした。そして、それにつられてベッドの端に座ってしまったのです。

> そうだったのですか。それはすばらしい。それでは、今日はベッドの端に座っているところからしましょうか？ どこまでいけそうですか？

> そうですね、ベッドの端に腰をかけて足をおろしているところまではできますから、多分床につま先がさわるところまでは大丈夫だと思います。

> わかりました。そこまでをやってみましょう。でも、途中で、ちょっとでも不安を感じたら、いつでも「不安です」とか「止めて」とか言ってください。すぐに止めますから。

> わかりました。

> では、スタートしましょう。ベッドの端に座って両足を下に降ろしてください。

患者がお尻をベッドの端にひっかけるようにして、両足を降ろす。

> わー。ずいぶん下まで降ろせますね。

> もうちょっとで、床にさわれるのですが……。

> 無理なさらなくてもいいんですよ。

> ここまできたんですから……。

患者は「エイ」と言って床まで降りてしまいました。

　予定以上に患者が進んだのと、治療の時間のことを考え、この日はここで終わりました。そして、引き続きリラクセーションを病室でやることと、今日できたところまでを復習することを頼みました。

❖ ○○年○月24日　3回目

> 先生、病室で、ベッドの柵を持ったままですが、床に降りて立つことができました！

それはすごいですね。良い気分だったでしょう。

> ええ、やった！という気分でした。

そりゃそうですよ。良かったですね。

> ありがとうございます。今日は、いよいよ車椅子に挑戦ですね。

そう、今日はどこまでならば、不安を感じないでやれそうですか？

> そうですね……ベッドの柵から手を離して……何も持たないで立って……車椅子の肘かけを持つまでぐらいならばやれると思います。

ではそこまでやってみましょう。

まずベッドのほうを向いてベッドの柵を持って立って下さい。

患者がベッドの柵を持って床に立つ。

いいですね。どのくらい立っていられるか数を数えてもよろしいですか？

> はい。

> では、いきますよ。1、2、3、4、5、6、7、8、9、10！　おめでとうございます。10までいけました。今、不安はどうですか？

>> ほとんどありません。

> そうですか。では今度はベッドの柵を持たずに立ってみましょう。

>> はい。

> じゃ、ベッドの柵から手を離して、そのままベッドのほうを向いて立って下さい。

患者はベッドのほうを向いて約10秒間立つことができる。

> これはすごい。今度は車椅子のほうを向いて立っているのはどうですか？

>> 大丈夫だと思います。やってみましょうか。

> まず、車椅子は見ないで立ってみましょうか？

>> 先生、車椅子を見ても大丈夫だと思います。

> 1から10まで数えられましたね。ずいぶん慣れたというか、平気になられましたね。

>> ええ、自分でも驚いているのですけどね。

> 週末になりますが、その間に今日までできたことを復習しておいて下さい。来週また月曜日にやりましょう。

❖ ○○年○月27日　4回目

> 先生、週末の間に車椅子に乗って、座れました！

　前回の終わりに、「その日にやれたところまでをやるように」と言っておいたのですが、患者はその約束を破ってしまいました。しかし、結果としては患者が長い間不安と抵抗を感じていた「車椅子に座る」ということができたのです。
　セラピストは、すでに目的を達成したのだし、せっかく患者が一所懸命に努力した結果できたことなので、達成したことを喜び、ほめるだけにしました。

　この患者の場合は、たまたま週末に、最終目的に自分で到達してしまいましたが、逆に前回までやれたことができなくなる患者も少なくありません。こうした場合は、患者を決して責めないで、本人の現在の状態を受け容れ、戻ってしまったところから、再出発をすることです。
　すべての治療に言えることですが、いつでも治療が順調にいくとはかぎりません。特に、患者の心理的な問題に関係するような場合には、順調なスタートは切れても、途中で何かむずかしい問題にぶつかってくじけてしまうことがあります。こうしたときには、患者を責めるのではなく、どこに原因があったかを患者と一緒にふり返ってみましょう。治療が順調に進んできたので、慎重さに欠けていたのかもしれません。急ぎすぎた場合もあるでしょう。いずれにしろ、患者は不安を感じ、前進できない心理状態におちいっているのです。そのことをあるがままに受け容れましょう。そして、患者のできるところから再出発しましょう。
　系統的脱感作法はイメージのなかでやりますから、失敗したときにも比較的ショックは小さいと思います。しかし、現実脱感作法は実際の場面で治療をやりますから、失敗したときのショックは系統的脱感作法よりもはるかに大きいのです。したがって、セラピストは率直に「急ぎすぎた」ことを認め、おわびをし、もう一度患者ができるレベル、つまり平気なところまで戻り、そこからさらに細かいステップで、ごく少しずつ治療を進めていきましょう。

症例Ⅱ　エレベーターに乗るのが怖いという女子高校生

　鎖骨を骨折した女子高校生が入院中リハビリ室に通っていました。何回か通ってきてセラピストとうちとけた頃に、「エレベーターに乗るのが怖いので、４階のリハビリ室まで歩いて上がってきて、歩いて下りているの」と話しました。それで、セラピストは治療の時間を少し（５分から10分）早く切り上げ、現実脱感作法を使って、エレベーターに乗る不安に挑戦してみないかと切り出したのです。そして、どんなやり方で彼女の不安を軽減しようとするかを具体的に説明しました。その結果、二人でエレベーターに乗る練習をすることになりました。

　エレベーターに乗る前に、リラクセーションを３種類やりました。それから「今日は最初だから、○○さんと私が４階から３階まで一緒に下りてみようと思うけど、それをどう思いますか」と尋ね、本人が不安や抵抗がないことを確認しました。さらにエレベーターに行くまでに、もう一度、「もし、○○さんがちょっとでも、不安を感じたらいつでもエレベーターに乗るのは止めにしましょう」と念を押しました。最初の日は、４階から３階に一緒に降りました。そして、この患者にどうだったかを尋ねました。彼女は４階から３階までだったら、そしてセラピストが一緒ならば、まったく不安はないとのことでした。セラピストは「もし良かったら、３階から４階まで一緒に帰ってみようか」と尋ね、本人の了承を得て４階までエレベーターで上がりました。

　次の日には、エレベーターで４階から３階まで降り、３階から４階まで上がった後で、本人が不安を感じなかったかを確かめました。それから、本人の同意を得て、４階から２階まで一緒に降り、また２階から４階まで一緒に上がりました。３日目には、４階から２階まで一緒に降りて、また４階まで一緒に上がりました。それから、１階まで一緒に降り、一緒に４階まで上がりました。４日目には、４階から１階まで、一緒に２回降りたり上がったりしました。それから、前もって打ち合わせたように、セラピストは４階で一緒にエレベーターに乗り３階のボタンを押した後、患者だけをエレベーターに残して３階まで降りてもらい、セラピストは３階まで階段で降りました。そして、３階から４階まで同じように患者が一人でエレベーターに乗って上がり、セラピストは歩いて４階まで戻ったのです。

5日目には、患者がはじめから一人でエレベーターに乗り4階から3階まで降り、セラピストは3階まで階段を降りました。そして、3階から4階まで別々に上がりましたが、患者は平気だったと話しました。そこで、患者とセラピストは別々に4階から2階まで降りて2階で合流しました。それから、同じように2階から4階まで、別々に上がりましたが、患者はエレベーターに一人で乗るのに不安は感じなかったと話しました。

　6日目には、最初は、患者が一人で2階まで降り、セラピストは2階まで別のエレベーターで降りました。次に、患者は一人でエレベーターに乗って1階まで降り、セラピストは別のエレベーターで降りて1階で合流しました。

　そして、次の日、患者はリハビリ室に入るなり、「先生、今日は一人で、エレベーターで4階まで上がって来たけど、平気でした」と笑顔で報告したのでした。

　この二つの症例では理学療法や作業療法と平行して、患者が実際に恐怖や不安を感じる場面で、本人が不安を感じない範囲で、少しずつ不安を感じる対象なり場面に近づいていくやり方を使って、不安を克服したことを紹介しました。このような治療の反省点や留意点として以下のようなことがあります。

　まず、第一には、患者がまったく不安を感じないか、十分たえうる程度のごくわずかの不安を経験するような程度から、慎重に出発しなくてはならないという点です。「○○さん、怖くない？　無理に行かなくもいいのですよ」といった言葉をかける慎重さがあっても良かったのではないでしょうか。第二に、はじめる前に患者が「不安はない」「大丈夫」と言っていても、治療の途中で不安を感じるならば、すぐに中止するか、スタート地点に戻ることです。第三に、家族、教師、上司あるいは同僚に事情を説明し、セラピストがどういう理由で（どういう考え方にもとづき）、何をしようとしているかを説明して、協力を得ることが大切なときもあります。第四に、不安がまったくないものから、非常に高いところまでの場面ないし状況を患者と一緒に作り、不安がまったくないかあるいはごく低い不安のレベルから、少しずつ、慎重に進めていくことが必要だという点です。

症例Ⅲ　歩行訓練をいやがる男性患者　（45歳、左踵骨骨折、体重95kg）

【既往歴】　16歳で交通事故、右膝骨折で3回の手術を受け、屈曲90°の可動域

制限があります。大腿四頭筋は筋力4、下肢長短縮2.5センチ、痛みのため歩行時に杖を使うこともありました。

【経過】　Bさんは仕事中に工事現場で約3メートルの高さから転落し、左踵骨の粉砕骨折で、手術を受け、受傷時と手術後に、踵の痛みと腫れを強く訴えていました。手術翌日から体力維持の訓練メニューと、免荷（体重をかけない）での歩行練習を開始しました。4週間のギプス固定後、関節可動域練習と荷重練習が開始されました。

　足関節の可動域は順調に回復し、痛みを訴えることはほとんどありませんでした。しかし、荷重（全体重で）の練習では、「痛い、無理。骨がつぶれる」と極端に大きな不安を訴えました。予定では、6週目で30kg、7週目で60kg、8週目で全荷重（95kg）の予定でしたが、痛みを訴え、荷重練習時に「無理、無理」と繰り返して叫びました。主治医が「レントゲンでは大丈夫だからがんばりなさい」とはげましても、Bさんは「痛いから無理や、手術が失敗したんやろ」と言い返します。

【対応】　通常の荷重練習は平行棒や松葉杖で行いますが、Bさんは左踵の痛みに加え、右膝の不安もあるので、椅子に座った姿勢で荷重をはじめました。それでも不安を強く訴えるため、担当の理学療法士が徒手的に踵をマッサージし、荷重の方向に圧力をかけたり、軽くたたいたりして、徐々に刺激を増やしました。時間をかけて、Bさんの痛みに対する不安の訴えが軽減してから平行棒での荷重練習を行いました。

　第6週目から1週間、同様の治療を繰り返し、30kgの荷重ができました。7週目では60kg荷重ですが、当然うまくいきません。Bさんは不安を繰り返し訴えました。ただ、本人は一所懸命努力している様子が印象的でした。30kg荷重練習の最初と同じく、まず徒手で治療を行い次に「ゆっくり、無理しないように」と声をかけながら平行棒での荷重練習を行いました。そして、全荷重の練習も同じ行程で繰り返しました。

　結局、予定から1週間の遅れでなんとか全荷重、杖歩行で通院できるようになりました。整形外科の診察室では、Bさんは「まだ痛い、手術の失敗だろう」と訴えますが、表情は笑顔になっています。リハビリ室ではセラピストが「あ

れだけひどい骨折で、この時期に杖で歩けるなんて、手術は大成功ですね」と切り返して言っています。

症例Ⅳ　腰が痛いと言って治療をいやがる男性患者（28歳、警備会社勤務）

【診断】　腰部打撲・腰痛症
【経過】
3月〇日　仕事で参加した空手の試合で相手に腰を蹴られ、試合の後で痛みが強くなり整形外科を受診しました。2週間の内服と自宅安静で症状が軽減、事務的な業務で職場に復帰しました。
6月　痛みが消えて現場（警備）に復帰しました。空手の練習は柔軟体操など軽いメニューから再開しました。
8月　試合形式の練習を開始しました。
9月〇日　通勤途中、駅の階段で足をすべらせて転倒、腰を強打し、痛みが強いため整形外科を受診しました。打撲のため「内服と2週間の安静加療が必要」という診断書が出され職場に提出しました。
　2週間経過後も強い痛みが持続したのですが、再度、医師からは体を動かすように指導を受け、強い痛みに耐えながら柔軟体操と筋力トレーニングを行いました。
10月〇日　強い痛みが持続したため、診断と治療に不安や不審を感じはじめ、精密検査を希望しました。MRIによる検査を受けましたが、腰椎・骨盤の骨に異常はありませんでした（主治医は精神的・心因的な要因が影響していると考えました）。
11月〇日　Aさんは職場の上司と来院、主治医と相談の上で、リハビリテーション治療を希望したため、理学療法が開始されました。

【理学療法初期評価】
《印象》
・見るからに腰が痛い様子で、不安そうな表情で来室。
・やっと治療ベッドに横になるが、常に苦痛の表情。
・会話から「生真面目」、「痛みに対して神経質」な印象。
・見るからにアスリートの体格（長身・筋肉質）。

《検査》
- 神経障害なし。
- 筋力テスト（体幹・下肢）は痛みのために実施できませんでした（動作からは筋力低下や筋萎縮は感じられない）。
- 可動域テストは特に制限なし（体幹・股関節の運動は痛みのためか恐怖心あり）。
- 歩行は50メートル程度ゆっくり歩くのが限界。大量の発汗あり。
- ＊姿勢を変える時などに腰痛を感じると、全身が硬直するような過敏な反応がみられました。

《治療》
- ホットパックの後で、リラクセーション、ストレッチ、筋力トレーニングなどを実施。

《指導》
- 指示で配慮したことは、「強い痛みを感じない程度の負荷で」「ゆっくり」「呼吸を止めないように」運動を行い、少しずつ動かす範囲を広げ、強さを増すようにしていきました。40分の治療で、股関節の軽い運動程度で誘発されていた腰痛は少し軽減しました。

　Aさんも効果を確認し、表情が少し明るくなったので、自宅での運動を指導して初回を終了しました。
　しばらく週2回の通院治療を行いながら、経過観察をすることになりました。

12月○日（治療開始〜1カ月後）

　日常生活では痛みを感じない程度に回復しました。しかし、筋力トレーニングやランニングなどは不安が強く、積極的なトレーニングは実施できませんでした。
　歩行は30分、車の運転は短時間（10分程度）可能となったので、調子がよければ電車で通院や外出をしてみるように提案しました。

翌年1月（治療開始〜2カ月後）

　10メートルの「小走り」ができるようになりましたが、強い不安と振動による腰痛を感じるので、無理しないように、つらくない範囲で繰り返して練習を続けました。「小走り」に慣れてきたので次は屋外でのジョギングを100メートル程度から開始し、10分・20分・30分と時間を延長していくことができま

した（奥さんが自転車で伴走）。

一方、「電車に乗ると腰が痛む」「警備の仕事への復帰が不安です」と訴えました。

２月（治療開始〜3カ月後）

痛みと体力的な不安は軽減したので、週1回の通院としました。

体幹の強化や持久力のトレーニングを継続しながら、電車で職場まで行くことを課題にしたところ、半分ほど行くと「腰痛」が起こり、気分も悪くなって途中下車、しばらく駅で休んでは帰宅することが続きました（休職していることへの罪悪感、職場復帰のプレッシャー、痛み再発への不安などが考えられました）。

そこで「現実脱感作法」をヒントにして、電車と仕事を切り離すため、職場と反対の方向へ電車で遊びに行くという課題に変更してみると、腰痛もなく、気分が悪くなることもありませんでした。次に職場の近くに遊びに行くことを目標に電車に乗り、不安がなくなってから、職場の最寄り駅まで電車に乗ることを計画しました。

４月（治療開始〜5カ月後）

通院での理学療法を終了、まずは事務的な仕事で職場に復帰し、さらに通常の仕事への復帰を目標に自主トレーニングを継続しました。

約5カ月間の長期通院で腰痛はほぼ完治し、精神的な不安も解消できたようです。数カ月後に笑顔で来院され「現場への復帰はもうすぐ」と笑顔で報告してくれました。

2. 患者本位で治療法を選ぶ

ここまでの説明を読まれた読者は、脱感作法はずいぶん機械的で無味乾燥なアプローチだと思われるでしょうが、実際にこの治療法を開発したウォルピの治療を見学すると、患者に対して暖かく、やさしく、思いやりがある雰囲気のなかで、ここで紹介したような不安軽減の治療を進めています。

筆者たちは、本書で紹介した「イメージのなかで、あるいは現実の臨床の場で、具体的な不安を軽減する方法」をそのまま使って下さいとお願いしているわけではありません。ただ、不安の高い患者に接する場合、イメージのなかで、

あるいは実際の場面で、ごく小さな不安を取り上げ、少しずつ、細心の注意を払いながら患者の気持ちを尊重し、患者があまり緊張を感じない範囲で不安を克服させるヒントをこの方法から学んでいただきたいと願っているのです。

　ワトソンたちの実験に見られるように子どもが不安を身につけた過程は、たしかにリスポンデント条件づけの原理にもとづいているように考えられます。しかし、ジョーンズのウサギに対する子どもの不安を解消する実験では、すでに指摘したようにすべてがリスポンデント条件づけでは説明しにくい要素がいくつか見えてきます。まず、ジョーンズの存在がピーターの不安を軽減した可能性があります。また、記録には出てきませんが、ピーターがウサギに近づいたときに、ジョーンズがにっこり笑うとかほめたりしたことがあったかもしれません。また、系統的脱感作法のアプローチの一つの軸である「ちょっとずつ」という考え方は、次に説明するオペラント条件づけで重視されている方法の一つでもあります。患者が不安を解消するたびに、セラピストはにっこりしたり、言葉でほめたり、なんらかの方法で「良かった」というメッセージを患者に伝えています。したがって、系統的脱感作法のすべてをリスポンデント条件づけの理論で説明することは困難かもしれません。また、系統的脱感作法はオペラント条件づけであるという人もいるくらいです（Krumboltz, 1956）。ですから、読者はあまり、リスポンデント条件づけとかオペラント条件づけといった、心理学の枠組に目を向けるよりも、理学療法や作業療法の世界に、行動アプローチのなかの、どのやり方が役に立つかという観点から見ていただきたいと思います。

3. 絶対安全、少しずつ

　現実脱感作法で注意していただきたいことは、イメージのなかと違って、仮に恐怖の対象までの距離が非常に遠くても、また、対象が見えないところにあったとしても、患者にとっては怖いものが実際に存在しているという事実です。ですから、ごく少しずつ恐怖を克服していくときには、慎重の上にも慎重に治療を進めていかなくてはなりません。つまり、まったく不安を感じないところ（レベル）からはじめて、きわめてゆっくりと、少しずつ恐怖を感じる対象に近

づいていくことが大切です。また、患者がちょっとでも不安を感じたら、すぐに止める、あるいは遠ざかるといった、細心の注意を払いながら行うことが不可欠です。一番いけないのは、せっかくここまでやれたのだから、「もうちょっと」とがんばらせることです。そうすると、患者は自分では耐えられないような不安や恐怖を経験してしまい、その後の治療を進めることがむずかしくなってしまうことがあります。ですから、実際に恐怖を起こす場面で不安を克服する方法である現実脱感作法は、イメージのなかでやる系統的脱感作法よりも、はるかに慎重に、ごく少しずつ、患者に「大丈夫ですか」「不安を感じませんか」「いつでも、止めてもいいのですよ」と念を押しながら進めていくことが大切です。

4. 子供にも使えます

　ウォルピの治療法のヒントになった、ジョーンズが幼い子どものウサギに対する恐怖を取り除いた実験を76頁で紹介しましたが、あの実験が現実脱感作法の元祖だといってもいいでしょう。ジョーンズはピーターと仲良くなり、ウサギが出られないようなカゴに入れ、カゴに入れたままウサギをごく少しずつピーターに近づけていきました。そして、何日もかけて、最後はピーターがウサギを抱くとか、ウサギの口のなかに自分の指を入れるといったことができるようになったのです。これと同じようなアイディアは、セラピストが臨床の現場へ応用することができるのではないでしょうか。

　ウォルピはイメージを使う不安の解消法はティーンエイジャー以上の年齢の患者には適していますが、子どもには使いにくいと考えていました。しかし、ゲーム感覚で子どもに使うことは可能だと思います。たとえば、不登校の子どものために、不安をまったく感じない自分の家から、もっとも不安を感じる学校のなかの自分の教室までのすごろくを作って、サイコロを転がしながら、患者の代わりになる人形やコマを、サイコロの数だけゴールを目指して進めて行ったり、振り出しに戻ったり、一回休みをしたり、セラピストと患者が遊ぶなかで、次第に自分が行けない学校へ人形を近づけていくことによって、学校へ行くことへの不安を取り除くといったゲームも考えられます。

　また、子どもが好きなテレビのキャラクターを利用して「ウルトラ〇〇君は、

今日はどこまで飛んでいくのかな？」といった具合に、キャラクターの力を借りて自由に動き回ったりして、ゲームや空想の世界でセラピストと一緒になって遊ぶのもいいでしょう。

　この本を読まれた方々が、その内容をヒントにして、臨床の場に適したやり方で自由に使われることを願っています。ただ、そのときに注意していただきたいことは、患者の不安を高めない、つまり患者が不安を感じない範囲で少しずつ実行していただきたいということです。

5. 系統的脱感作法と現実脱感作法のあいだ

　ハワイ大学の故タナベ教授から直接聞いた症例です。大学院生のなかにカエルを極端に怖がる学生がいたので、彼女のカエル恐怖をイメージで行う系統的脱感作法と実際のものを使う現実脱感作法の中間のような方法で治療しようと試みました。カエルをイメージする代わりに、動物図鑑のカエルのカラーコピーを作りました。それだけではなく、最初のはっきり写っているコピーに半透明なパラフィン紙を一枚、二枚、三枚とおいてコピーをし、ぼやけたカエルの絵を何通りか作りました。またいくつかの大きさのカエルの絵も拡大縮小コピーをして作りました。それを系統的脱感作法のイメージの提示と同じような手続きで学生に見せて、どのくらいの不安を感じるかを尋ね、不安をあまり感じない範囲で少しずつカエルがはっきりと見える絵を提示していったというのです。イメージを使う方法と実際のモノや場面を使う現実脱感作法の中間的な方法だと思いご紹介します。このように、この本をもとにして、読者がさまざまな方法をご自分で発明・開発してくださることを願っています。

第 VIII 章
自分の気持ちと権利を適切に表現しましょう

1. 不安感と自己表現のむずかしさ

　患者のなかには、不安感がとても強くて、何をするにも、どこへいくにもおどおどして、治療の効果があがらないことがあります。なにも患者にかぎりません。セラピストであっても、患者や同僚その他病院スタッフに対して、あるいは日常生活のなかで、自分の当然の権利を求めるのに不必要な遠慮をするとか、あるいは逆にむやみに攻撃的になってしまう人がいるかもしれません。こういう人の心のなかをのぞくことができれば、結構不安が強いことがわかります。

　不安が非常に強い人の特徴として、不必要な遠慮や気兼ねをし、引っ込み思案で自分の気持ちを相手に伝えることができない、相手に気を使うあまり思っていることも言えない、自己宣伝になってはいけないと思い卑屈になってしまう、自分の当然の権利であっても要求できないといったことがよくあります。そのために、くよくよしたり、情けない思いをしたり、後悔することが少なくありません。前章で取り上げた不安のためにベッドから起き上がることができない、車椅子に乗るのが怖い、病室から出るのが怖い、あるいは大勢の人の前で話すのが恥ずかしいと思うような人のなかには、ここで取り上げているような消極的なタイプの人が少なくないと思います。

　また、逆に、周囲の状況を考えずにむやみに自分を主張して攻撃的になり、相手やまわりの人を傷つけたり、迷惑をかけていやがられ、その結果後になって後悔したり、自己嫌悪におちいったり、孤立してしまう人もいます。

　ですから、思いきって自分の希望や当然の権利を相手や周囲の人を不愉快にしないように上手に伝えることは、不安感の強い患者が自分の不安を克服していく上で、また退院してからより快適な社会生活を送るためにも、とても大切

なことだと思います。また、逆に攻撃的というか自己主張をしすぎて、後になって後悔するとか自己嫌悪におちいるような人も、そうしたところを変える必要があると思います。

　ウォルピは、不安感の強い人は自分の気持ちや当然の権利を適切に表現することができないことに早くから気づき、思いきって自分の当然の権利を、他者を傷つけないように配慮しながら表現するアサーティブ・トレーニングを提唱しました。そして、それが必要な患者には系統的脱感作法や現実脱感作法をはじめる前から、患者にまず思いきって自分の気持ちを話すとか、自分の当然の権利を主張することをすすめています（武田, 1975）。このアサーティブ・トレーニングをここで紹介する理由は、セラピストが患者に対して使うだけではなく、セラピスト自身が必要に応じてご自分のために使っていただきたいからです。

2.　当然の権利の主張とアサーション

　現在のようにアサーション・トレーニングという言葉が使われる以前には、アサーティブ・トレーニングと呼ばれて、ウォルピらが精神科クリニックに来る患者の治療の一部として使っていました。1970年代に入ると、アサーティブ・トレーニングの考え方や方法は、人種差別撤廃運動をしていた人たち、性的差別を受けていた女性、フェミニズムの活動をしていた人たちの注目を集めるようになりました。アサーションの考え方と方法は、差別を受けている人たちの人権の復活を求める「自分たちの当然の権利として言わせてもらいます」という非暴力的な活動の基本理念の一つになってきたのです。こうした経緯のなかでアサーションは、自己表現の方法だけではなく、人間の尊厳、人のあり方、人と人との関係の基本理念であると考えられるようになってきました。

　わが国にアサーション・トレーニングを紹介したのは、長年学生カウンセリングの臨床と教育に携わってきた平木典子（1993）です。彼女は1979年にサンフランシスコ州立大学で研修を受けた内容をもとに日精研心理臨床センターで日本人向けのアサーション・トレーニングを開始し、現在も多くの人たちが研修に参加しています。また、彼女はアサーション・トレーニングの領域に関する数多くの著書を出版しています。

平木典子の『アサーション入門』(2012)には、読者が自分のアサーション度を調べるために次のようなチェックリストが紹介されています。読者がご自分のアサーション度をご覧になるために、文章の後の「はい・いいえ」のどちらかを○で囲むものです。あなたが普段どうしているかを考えて、文章の後の（はい・いいえ）のいずれかを○でかこんでください（平木, 2012, p18）。

1　自分から働きかける行動

- あなたは、人にいい感じを持ったとき、その気持ちを表現できますか？
（はい・いいえ）
- あなたは、自分の長所やなしとげたことを、人に言うことができますか？
（はい・いいえ）
- あなたは、自分が神経質になったり、緊張したりしたとき、それを受け止め、伝えることができますか？
（はい・いいえ）
- あなたは、初対面の人たちの会話の中に、気楽に入っていくことができますか？
（はい・いいえ）
- あなたは、会話の場から一足先に抜けて、立ち去ることができますか？
（はい・いいえ）
- あなたは自分の知らないことや分からないことがあったとき、そのことについて説明を求めることができますか？
（はい・いいえ）
- あなたは人に支援や助けを求めることができますか？
（はい・いいえ）
- 人と違う意見や感じを持ったとき、それを表現することができますか？
（はい・いいえ）
・自分が間違っていると気づいたら、それを認めることができますか？
（はい・いいえ）
・フェアで適切な批判を、人前で述べることができますか？
（はい・いいえ）

2　人の働きかけに対応する行動

- 人からほめられたとき、素直に「ありがとう」と言えますか？
（はい・いいえ）
- 自分のしたことを批判されたときに、きちんと受け答えできますか？
（はい・いいえ）
- 不当な要求をされたとき、断ることができますか？
（はい・いいえ）
- 長電話や長話のときに、自分から打ち切る提案をできますか？
（はい・いいえ）
- あなたの話をさえぎって話し出した人に、対応することができますか？
（はい・いいえ）
- パーティーやイベントへの招待を、率直に受けたり断ったりできますか？
（はい・いいえ）
- 訪問販売を断りたいとき、断ることができますか？
（はい・いいえ）
- レストランで注文したものと違う料理がきたとき、そのことを言って、取り替えてもらうことができますか？（はい・いいえ）
- 人の善意や好意がわずらわしいときに、それを伝えることができますか？
（はい・いいえ）
- 人から援助やアドバイスを求められたとき、必要であれば断ることができますか？
（はい・いいえ）

　すべて答え終わったら、「はい」に○がついている項目をもう一度見直しましょう。
　「はい」と答えたとき、心の中には、そのときイメージした相手に対するネガティブな感情（たとえば腹立たしさや排除したい気持ちなど）が生じましたか？
　人によって、また状況によって、必ずしもそのような気持ちが起こるとは限りませんが、ネガティブな感情が湧いた場合には、「はい」をつけた○の横に✓（チェック）印を加えておきましょう。

あなたが○と✓と両方をつけた項目については、場合によっては相手を大切にしていない表現をしている可能性があります。
　　また、「いいえ」に○をつけている項目については、引っ込み思案な自己表現になっていたり、自分を大切にしていなかったりしているということになります。
　　さて、この作業がすんだら、「はい」についた○を数えてください。○の数が10以上なら、あなたは「自分も相手も大切にする自己表現」がかなりできているといえます（引用ここまで。平木, 2012, pp18～21）。

3．アサーションから見た三つのタイプ

（1）こんな状況を考えて下さい
例1　友だちとカフェに入ってウェイトレスにミルクティを注文したのですが、コーヒーを持ってきてしまいました。あなたならどうしますか？

　1）消極型　ウェイトレスには何も言いませんが、一緒にいる友だちにウェイトレスのことをブツブツ言いながらコーヒーを飲みます。このために、一緒にいる友だちは不愉快な気持ちになり、当人も自分の意気地のなさにいやな思いをします。

　2）攻撃型　ウェイトレスを呼び、大声でどなりつけ、ウェイトレスに恥をかかすだけではなく、一緒にいる友だちや他のお客を不愉快にさせます。そして後になって自分も「あんなことを言わなければ良かった」と自責の念にかられて後悔します。

　3）積極型　ウェイトレスをそっと呼んで、自分が頼んだのはコーヒーではなくてミルクティだったことをていねいに、しかしきっぱりと言って、ミルクティに代えるように頼みます。そして、ミルクティを運んできたらお礼を言います。この結果、本人は自分の欲しかったものが来て満足し、ウェイトレスはお客の前で恥をかかされずに快適に仕事を続けることができます。また、一緒

に行った友だちも不愉快な思いをすることはありません。

例2　お酒を飲めないのですが、職場からの帰りに、仲間うちの忘年会だから飲み屋に入ろうと誘われました。

　1）消極型　お酒も飲めないけれど黙って仲間についていきます。しかし、心のなかでは酒が嫌いな自分が飲み屋へついてきたのは馬鹿げたことだったと思いはじめました。そんなときに、酒をつがれたものですから、断り切れなかった自分に腹が立つとともに、だんだん情けなくなって、カウンターの隅で黙り込んでしまいました。

　2）攻撃型　自分の杯に酒がつがれると怒り出し「俺は帰る」と言い出しました。仲間が「まあ、そんなことを言わないで付き合えよ」と言ってくれるのも聞かずに外に飛び出してしまいました。そして、家に帰る途中で「あんな具合に店を飛び出さなくても良かったのに」と泣きたいような気持ちになり、その後仲間たちともなんとなくうまくやっていけないような気持ちになってしまいました。

　3）積極型　まず飲み屋に入る前に、「僕は飲めないから食べるほうで付き合うよ。みなさん僕に遠慮なく飲んで下さい」と言って、仲間がお酒を注文しているときに食べるものを注文します。そのお陰で、一緒に行った仲間には「飲みたい人は僕にかまわず遠慮なく飲んで下さい。だけど、自分も好きなようにやらせてもらいます」という気持ちが伝わります。これならば、お互いに気を使ったり、遠慮したりするようなことはありません。

例3　「朝から肩や足が痛い。これはきっと昨日、リハビリでセラピストにさせられた運動のせいなんじゃないだろうか……」と患者が感じるとか、考えることは案外多いかもしれません。

　こんなときの患者の行動について考えてみましょう。

1）消極型　なんとなく元気のない様子ですが、「どうかされましたか」と聞かれても、セラピストには何も言いません。ずっと言われた通りに訓練をしていますが、立位の練習では、途中で座ってしまい、「今日はちょっと……疲れたから、やめておきます」と帰ってしまいました。
　※この場合、セラピストは自分の行っている訓練が患者にどんな変化を起こしているか気づくことができませんし、患者との人間関係もうまくいっているとは言えません。

　2）攻撃型　患者は朝から看護師に「昨夜は寝られなかった」と訴え、また同室の患者にも、「治療のあとが痛かったと話をしていた」と申し送りを受けました。そして、訓練がはじまったとき「今日はあの運動はしないからな！痛くて困ったんだ」と大声で叫び、参加を拒否しました。その結果、気まずい雰囲気のまま治療がはじまりました。
　※これは極端なケースかもしれませんが、攻撃性を抱えながら、治療を受けている患者は案外多いと思います。

　3）積極型　あいさつのあと、患者は「実は夕べ……」と自分がよく眠れなかったことを率直にセラピストに話し、「私が、昨日がんばりすぎたんでしょうか」と説明しました。セラピストは「そうですか、痛かったのはどこですか？」と患者の状況確認から治療がはじまりました。

　理学療法と作業療法に限りませんが、リハビリテーションは患者とセラピストの共同作業だと思います。セラピストがいくら一所懸命になっても、患者にやる気がなければ治療ははかどりません。患者がやる気になっても、セラピストが熱心でなければ、治療の進展はおぼつかないでしょう。セラピストがアサーティブになって、「〇〇さん、せっかく治療室に来たのですから、ちょっとでも平行棒の間を歩いてみませんか」といった具合に積極的に、しかし無理やりにではなく、ほんの少しずつ患者を治療に誘うことは大切なことだと思います。あくまで、「患者のやれるレベルから」「患者のやれる範囲で」ということを忘れないように治療を進めましょう。
　患者にやる気がないときには、患者を非難するとか、叱りつけるのではなく、

患者のやれるレベルのことからはじめて、患者がそれに関心を示すとか少しでも参加したら、おおいに喜び、ほめ、はげますといったセラピストの態度と働きかけが大切だと思います。患者が治療に対して、関心を示し、やろうという気持ちを見せ、少しでも参加しはじめたら、セラピストはそれをおおいに喜び、ほめましょう。こうしたセラピストの「積極的な態度」はアサーションと相通ずるものがあると思います。また、患者にアサーティブな態度のお手本を見せていることにもなるのです。

（2）消極型の二つのタイプ

　思いきって自分の気持ちや考えを表現するとか、自分の当然の権利をまわりの人に言うことができないような人のなかには、職場や日常生活においてたいていの場合はうまく対応できていても、ある特定の場面というか状況になると自分の意見や希望を上手に言うことができない「特定場面での消極型」の人がいます。
「特定場面での消極型」は、他のことでは仲間やその他の人に遠慮をしないで「あの本を返して」と言えるのに、友人が貸したお金を返してくれないといった、お金が関係したときには「返して」と言えない人がいます。こうした人は、ここで紹介する「思いきって行動する」「自分の当然の権利を相手に言えるようになる」といった訓練（アサーション・トレーニング）に割合簡単に溶け込め、良い結果を出せる人です。
　これに対して、「いつでもどこでも消極型」というタイプの人がいます。職場でも個人の生活でも、どこへ行っても恥ずかしがり、はにかみ、極端に遠慮をし、臆病(おくびょう)になり、思ったことを言えず、他者の気持ちを傷つけないように、他人の迷惑にならないように、他人の要求を絶対に断ることができないで、頼まれたことはいやでもやり、自分の権利が侵されても黙っていて、他者のことで腹が立つとそれに対して自責の念を感じ、ちょっとしたこと、当然のことをするのにも気兼ねをし、自分をだめな人間だと思い込み、あらゆる対人接触に不安を感じるような人がこれに当てはまります。
　このタイプの人はここで取り上げている「自分の気持ちや権利を上手に表現する」以前の問題です。ですから、臨床心理士のカウンセリングや精神科医の心理療法などの援助を必要とするでしょう。そうした援助によって、不安が軽

減されて、ある程度の対人接触が可能になったら、初めてアサーション・トレーニングが可能になると思います。

(3) 攻撃型の二つのタイプ

　他者を傷つけないで自分を主張することができる人のことを、ここでは積極型と呼びましょう。これに対して、相手や周囲の人を傷つけようとはしていないのですが、適切な積極性を身につけていないために、結果としては他の人を傷つけてしまう人を、ここでは「攻撃型」と呼びます。

　攻撃型といっても、ある条件というか場面だけで攻撃的になる人を「場面的攻撃型」と呼びましょう。たとえば、普段はおとなしいのですが、会合での発言のときだけ非常に攻撃的になって、みなが驚くほど自分の意見をしゃべりまくり、まわりの人たちの気持ちを傷つけるとか、会の雰囲気をこわしてしまうといった人がその例です。また、職場で成績もよく、上司や同僚の受けもよく、たいていの場合にはむしろ消極的とも言える社員が、突然火山が爆発したかのように攻撃的になり、みなからいやがられてこれまでの人間関係をこわしてしまうといった例もこれにあたるでしょう。

　一方、どんな場合にも攻撃的な人は、一見豪傑風に見えますが、しゃべりまくるとか、他者の意見を無視し、否定し、軽蔑し、たえず自分の意見と結論を押しつけ、他者と摩擦を起こしています。それでいて、他者からの批判には敏感で常に自分は拒否されていると思い込んでいるのです。そのため、ちょっとでも自分が脅かされるようなことがあると、すぐに先制攻撃をしかけるために、みんなが怖がりいやがって何も言いません。周囲の人たちから敬遠されて友だちはほとんどいません。でも、まわりの人に受け容れられたいという気持ちは結構強いのです。ただ、どうやって他者と上手に交われば良いかわからず、攻撃的に出るのですが内心は臆病です。この種のタイプの人が自分から変わろうとすることはまれですし、他人に迷惑をかけていることにも気づきません。

(4) 消極型の患者に手本を示す

　これまで取り上げた事例にもありますが、セラピストが接する患者のなかで治療以外の援助を必要とする患者の多くは、積極性がたりない人が多いのではないでしょうか。他人の厚意に感謝の言葉を言うこともできないとか、自分の

当然の権利であってもそれを要求することができない人もいます。

たとえば、「貸した物を返してほしい」のですが、なんだか気兼ねをして言いそびれてしまう、友人に何かを貸してほしいと言われたときに、貸したくないのだけど貸してしまう、「映画に行こう」と誘われ、行きたくない映画でもいやいやついて行くといくタイプです。

> **症例Ⅰ** 消極的な患者を簡単なはげましや教示で少しずつ積極的に変えることができた例

患者は会社勤めの男性ですが、自分の職場の話でも、個人的なことでも、いつも「〇〇なのかもしれません」「多分、〇〇なのでしょう」「まあ……なんだろうと思いますが」といった具合に「多分」「かもしれません」「〇〇なのでしょう」といつも自分の決定や行動について消極的というか非断定的な表現を使うことにセラピストが気づきました。そこで、この患者が非断定的な言葉を使ったときには、すぐ断定的な言葉に換えることをすすめてみたのです。また、会社で彼が提出する書類や記録は、できるだけ曖昧、あやふやな表現を使わないで、断定的な言葉を使うように注意をうながし、治療の最中に少しでも断定的な表現を使ったときには、すぐにそれをほめました。こうした点に注意してこの患者に接していると、数カ月後にこの患者は治療の間だけではなく、会社でも積極的な言葉を使いはじめるようになりました。

> **症例Ⅱ** 立て替えたお弁当代を請求できない患者

この患者は不安神経症で精神科にも通院しながら、市場の衣料品店でアルバイトをしています。毎日、この患者と彼女のパートナーがお昼のお弁当を交替で買いに行きます。しかし、相棒の女性は患者がお弁当を買ってきたときに、そのお弁当代を払うのを忘れてしまうというのです。そのことを、この患者はとても気にして、損をしていると訴えるのですが、「お弁当代を払って下さい」とパートナーに言えません。セラピストが「お弁当代をまだもらってなかったので、〇〇円ください」と言えませんかと尋ねると、「そんな品がないことは、とても言えません」という答えが返ってきました。それでいて、代金を催促できない自分のことをとても情けなく思っていることがわかりました。

それで、セラピストの提案で、この患者とセラピストがお弁当を買いに行き、お弁当を相手に渡すときに、「はい、お弁当です。450円でした」と言って手渡すロールプレーをやりました。最初は、セラピストが患者の役になり、患者が彼女の相棒の役をやり、何回かそれをくり返しました。その後、役割を交換して、セラピストが相棒の役を、患者が患者の役をやってみました。こうしたやりとりを何回かの治療の後でやると、この患者は「先生、先生、お昼のお弁当代をもらいました！」と鬼の首をとったように大喜びをして、セラピストに成果を報告したのでした。

　患者は、ケガや病気などのために普段の生活のなかでいろいろと不自由な場面を経験することが多いと思います。そのため、一般には社会のなかで、弱者と位置づけられ、そういう地位や役割に甘んじる存在となったり、またそうした立場にいるので「おとなしくしていること」を求められているのです。そのような状況を脱するためには、本当の自分をいつわらないアサーティブな自己表現を身につけることが大切だと考えます。
　セラピストが患者に共感し支えることはとても大切なことであると思いますが、それに加えて、アサーティブな考え方や行動を患者のお手本として示していくことができれば、患者にとってもセラピストにとっても、きっと意味のあることだと思います。
　身体の不自由な患者は自分の不自由な動きを恥ずかしがり、つい引っ込み思案になりがちです。そのために自分の当然の権利を主張するとか、対等な人間関係をつくることを遠慮してしまうことが少なくありません。ですから、そうした引っ込み思案の患者には、ほんのささいなこと、ちょっとしたことからはじめて、やがて自分の当然な権利を主張するところまで支えていきましょう。今まで、まったく他者に挨拶ができない人ならば、相手と顔をあわせるだけでも大きな進歩だと思います。あるいは顔をあわせなくても一緒にいるだけでも良いスタートを切れたのです。患者ができそうなレベルのことをセラピストがやって見せるのも効果的です。セラピストは常に患者のレベルから出発です。一歩、一歩、小さなステップで前へ進みましょう。そして、「一度に一つ」です。患者が自分の消極的なところを乗り越えることができると、治療も大きく進みます。

第 IX 章
患者のやる気を起こすアプローチ

1. 行動理論

　これまでは、患者の不安をどうやって軽減するかというテーマを中心に、系統的脱感作法、現実脱感作法、アサーション・トレーニングといった、ウォルピによってはじめられた「行動アプローチ」を紹介してきました。しかし、セラピストがその持てる力を発揮するためには、患者の不安をやわらげるだけではなく、どうすれば上手に治療を進めることができるか、どうやれば患者のやる気を引き出せるかということも大切ではないでしょうか。

　したがってこの章では、行動理論のなかでもオペラント条件づけとモデリングの理論と方法を、どんな具合にリハビリテーションに使っていくかを取り上げてみましょう。この二つはそれぞれ立場が違う理論ですが、実際には二つが一緒になって実践されていくことが多いと考えられます。スポーツの選手、患者、そしてセラピストと立場や役割はちがっても、上手な人の真似をすることつまりモデリングは、とても大切な上達の秘訣であると思います。そして、上手にやれたら、すぐにほめてあげることを忘れないようにしましょう。誰でもほめられたならば、よりいっそう努力し、さらに練習し、上達しようとするに違いありません。仮にほめられなくても、うまくやれたら、それ自体が当人にとってはとてもうれしいことに違いありません。ですから、またやろうという気になります。こうした現象はリハビリテーションの世界では、しょっちゅう起こっていることだと思います。なお、この章ではオペラント条件づけとかモデリングといった両者の違いに目を向けるよりも、この二つの理論を実践にどのように活用できるかを取りあげていきましょう。

2. オペラント条件づけ

　まず、オペラント条件づけについて簡単に説明します。スキナー（Skinner, 1938）という心理学者がこんな実験をしています。彼は、四角い箱の横についている棒（バー）をネズミが下に押すと、自動的に餌が出てきて食べることができる装置を作り、お腹を減らしたネズミをそのなかに入れました。はじめのうちネズミは箱のなかをうろうろ動き回っていましたが、やがて偶然バーを押したのです。すると餌が出てきたのでそれを食べました。こうやって、ネズミはバーを押しては出てきたので餌を食べ、またバーを押すといった行動を繰り返すようになりました。これがオペラント条件づけのもっとも基礎的な動物実験です。

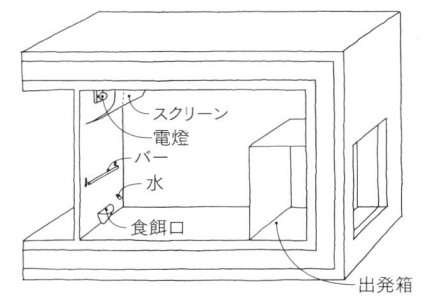

Skinner, B.F., 1938: 古武弥正・新浜邦夫『条件反射』（1956, 共立出版）p.24より

図3　スキナーが考案した実験箱

　このネズミは餌というごほうびをもらうことで、バーを押すという行動を学習し身につけたのです。オペラント条件づけでは、行動を増やすことを目的にいろいろな条件を考えています。それを理解するために「強化と罰」「正と負」という言葉を理解しておくと便利です【注】。

【注】
　オペラント条件づけでは、行動が増えることを「強化」と呼び、行動が減ることを「罰」と呼んでいます。ですから「罰」というのは、「叱る」とか「たたく」という意味ではない点に注意してください。「正」というのは、何かを被験者（体）に「与える」こと

を意味します。「負」というのは、何かを被験者（体）から「取り去る」ことを意味します。ですから、

「正の強化」とは、何かを「与える」ことによって、行動が「増える」ことです。
「負の強化」とは、何かを「取り去る」ことによって、行動が「増える」ことです。
「正の罰」とは、何かを「与える」ことによって、行動が「減る」ことです。
「負の罰」とは何かを「取り去る」ことによって、行動が「減る」ことです。

「強化」と「罰」の実際（臨床）例を紹介しましょう。
「正の強化」歩行訓練が上手にできたとセラピストにほめてもらったので、ますます練習するようになりました。
「負の強化」セラピストからいつも「もっと練習しなさい」と叱られていましたが、練習をするようになったので、セラピストから叱られることが減ってきました。それで、ますます練習するようになりました。
「正の罰」リハビリの運動をやりましたが、まちがったやり方をして叱られました。その結果、まちがいが減りました。
「負の罰」歩行訓練で悪い歩き方をしたときには、セラピストが注目関心を示しませんでした。すると患者の悪い歩き方が減ってきました。

　こうしたオペラント学習の理論にもとづいて、「ごほうびの与え方」（たとえば、どんな具合にほめるか）を工夫することで患者の行動を変えることができるでしょう。
　また、患者のやる気を高めるために、あるいは治療の効果があったかどうかを調べるために、治療をはじめる前に、そのときの患者の状態を記録にとっておくことはとても大切です。なぜならば、そこがスタートラインであり、たえず患者の進歩の度合いを測るときの起点となるからです。患者は記録を見れば、いま自分が置かれている状態を把握できますし、自分の進歩の度合いがわかります。そのことは大きなはげみになります。もちろん、記録は良いものばかりではありません。悪い結果もあります。そうしたときには、どうやって良い成績をあげることができるかを、患者と話し合い、今後の方針を作るのがセラピストの大切な役目です。
　さらに、自分の悪い結果や成績に落胆している患者には、達成可能な目標を立ててあげることもセラピストの役目です。そして、患者が目標に挑戦してい

るときに、セラピストが患者のそばにいて応援を送りはげますことも大切です。そういう意味で、セラピストは先生、仲間、伴走者、チアリーダー、父親あるいは母親のような役割を担っているのです。

3. 良くなったらすぐにほめる

　患者が進歩を見せたら、ちょっとでも良くなったら、すぐにほめて下さい。くどいようですが、ほめることをはじめあらゆるごほうびは、患者が良いことをやったとか進歩を見せたら、「すぐに」出していただきたいのです。誰でもセラピストに「上手にやれましたね」とほめられると、「また、やろう」という気持ちになるはずです。患者がせっかくうまくやれたのにセラピストから何も言ってもらえなかったら、やる気をなくさないまでもなんとなく張り合いをなくしてしまうでしょう。ですから、患者が手を少し動かせるようになるとか、自分で立ったり座ったりすることができるようになったら、すぐに、毎回、一貫性をもってほめていただきたいのです。

　ほめる効果は時間がたつにつれて次第に減ってしまいます。この本の読者はすでに理学療法士あるいは作業療法士として医療や福祉などの現場で活躍しておられるか、現在大学や専門学校で理学療法士や作業療法士をめざして勉強している方でしょう。卒業した方は学生時代を思い出して下さい。在学中には期末試験がありました。その結果を先生がすぐに教えてくれるのと、次の学期の授業がはじまってから成績表で通知されるのと、どちらがはげみになりましたか。当然、「すぐに」教えてもらったほうが、うれしいし、はげみになったはずです。試験の成績にかぎりません。結果を知らせるときに、あまり時間がたってしまうと、たいした意味をもたなくなってしまいます。

　臨床の場では少ないかもしれませんが、セラピストが患者をたしなめたり、注意したりして、「あなたのやっていることは、良くないことですよ」ということを知らせなくてはならないこともあると思います。ほめてもらう場合と同じで、悪いことをしたら「すぐに」それは「良くない」と伝えることが大切です。ほめるときと同じで、あまり時間がたつと「何を叱られているのかわからない」という結果になりかねません。

4. ほめられるだけでなく自分で自分をほめましょう

　セラピストは患者が床の上を歩くのを見ていて「○○さん、ずいぶんまっすぐに歩けるようになりましたね」と言って患者の進歩をほめました。すると、患者は今までよりも熱心にフロアの白線の上をバランス良く歩こうと練習するようになりました。退院後のリハビリテーションプログラムを、自分の家で一人きりでやるのと、病院のリハビリ室に通ってセラピストの指導のもとでやるのでは、動機づけも、内容も、密度もずいぶん違います。セラピストがそばについて、どうするかを教え、上達をすぐにほめることが、患者の意欲を高めるのです。

　スポーツのコーチのなかには、ランナーが400メートルのトラックをぐるぐる走っているときに、一周ごとに走っているタイムを告げる人がいます。ラップタイムです。選手にとっては自分がどのくらい速く走れているかを教えてもらえることは大きなはげみになるようです。タイムという客観的な事実を知らせると同時に、「いいペースだ」「自己最高だよ」「いつものペースより遅いよ」といって言葉をかけてもらうことが、選手のやる気をよりいっそう引き出すのでしょう。治療に来る患者も同じです。結果を常に言ってあげる、それと同時に一言はげましの言葉をつけたすことができれば、きっと患者のやる気は強まるでしょう。

　同じような例はスポーツのチームや企業のセールス部門でもあります。トレーニングの結果である各選手の体力測定の数値をグラフや数字にして貼り出すとか、セールスの結果をグラフにしてみなに見えるようにしています。選手やセールスの人に聞くと、とてもはげみになるということです。私たちがやる行動のほとんどは、ほめるとか、感心してもらうといった、なんらかのごほうびをもらって形づけられ、習慣化されるのです。それは患者が「正しい」動きを身につける場合も例外ではありません。

　ただ、幸いなことに、患者は自分で何かをやれたということ自体から満足というごほうびを味わっています。ですから、セラピストにほめてもらうことと並んで、うまくやれたこと自体からも一種のごほうびをもらっているのです。セラピストから、良いところを具体的に言ってもらい、ほめてもらっていると、患者はどう動くのが良いのかどれくらいするのが良いのかが、少しずつわかっ

てきます。そして、やがては自分で自分をほめるというか、自分がやれたことに満足を感じるようになってきます。そうなると、病院に通わなくても自宅や病室でも、自分一人でも、トレーニングができるようになってきます。患者が一人で練習することができるようになれば、進歩がどんどん早くなるのです。

　もし、患者が一人で練習していることがわかったら、そのことをおおいにほめてあげましょう。そうすれば、患者はまた自分で練習にはげむでしょう。こうした自分一人でやった練習から生まれた患者の進歩を見つけてそれを指摘し、その努力と進歩をともに喜び、次の課題について話し合い、一緒に取り組みましょう。

　もし、誤った方法を身につけてしまったとか、誤った練習方法を一所懸命にやっているようなことがあれば、なるべく早く見つけ、適切な方法を一緒になってさぐり、再学習してもらいましょう。こうした患者の主導性や努力を尊重するセラピストの態度が、患者の努力を支えるのです。

5. ほめ方の工夫：ほめる回数と要求水準

　残念ながら、私たち日本人は他人をほめることがあまり得意ではないようです。それに大勢の患者を担当しているセラピストにとっては、一人の患者だけを見ていて、うまくやるたびにほめるということはなかなかむずかしいことです。また、1回か、2回はほめても、しばらくすると忙しさにまぎれてほめることをおこたりがちです。それに、指導や治療の現場では「そんなことぐらいでほめていると、患者は低いレベルで満足してしまう」「そんなことでほめていると、患者はつけあがる」「なんだ、その程度のことをオーバーに」とほめるのを押さえつけるような空気が私たちの心のなかにはあるようです。でも、ほめることは治療を進める上でとても大切な手段です。あなたも思い切ってたくさんほめることに挑戦していただければ、それを実感できると思います。

　多くの場合、治療は簡単なことからはじまります。ですから、はじめのうちセラピストは、きわめて初歩的なことであっても患者をほめることが必要である場合が多いと思います。進歩の早い患者もいれば、ゆっくりの患者もいます。それは個性と同じだと考えましょう。治療に「早く、早く」は禁物です。そし

て、やさしいことができるようになったら、次第にレベルの高いことをやってもらうようにしましょう。いつまでも低いレベルのことをほめるのではなく、少し上のレベルをほめるといった具合に、ちょっとずつ要求水準も上げていきましょう。徐々にほめる基準を上げていくことが進歩をもたらします。

　そして、ある程度完全な動きができるようになってきたら、ほめる回数を2回に1回、3回に1回と、少しずつ減らしていきましょう。「毎回ほめる」から「時々ほめる」といった具合に、ほめる回数を減らしていくわけです。これはオペラントの技法でいう連続強化から間欠強化への移行です。新しい行動を身につけてもらうには、毎回ほめる連続強化のほうが近道です。しかし、いったん身につけた行動を持続させるためには、ときどきほめる間欠強化が大切です。つまり、まだ良く課題ができない頃は、すぐに、毎回、一貫性をもってほめますが、できるようになってきたら、毎回ほめるのではなく、ほめる間隔を次第にあけていくわけです。

　でも、よく考えてみると、要求水準を上げていけば、ほめる回数は当然少なくなっていきます。ですから、意識的にほめる回数を減らしていこうとしなくても、自然にほめる回数が減っていくと思います。それから、毎回ほめてもらうというごほうびで、習慣づけられた行動は、しばらくほめてもらわないとやらなくなってしまいます。でも、ときどきほめてもらって習慣づけられた行動は、少しぐらいほめてもらわなくてもやり続けることが、実験の結果わかっています。ですから、治療がはじまったばかりでなかなか課題ができないような患者を教えるとか訓練するときには、ちょっとでもできたら、すぐに毎回ほめますが、だんだん上手になってきたら、とても上手にできたときだけほめるという指導方法に切りかえていきましょう。こうしたことが、「ほめないとやらない」患者になることを防ぐのです。こうして、いつもセラピストがほめなくても、患者が一人でやるという治療の最終目標が達成できるようになっていきます。

6. 注意をするときには

　患者がまちがったやり方をしているときには、そのことを患者に伝えなくてはなりません。臨床の場では「どなる」ことはめったにないでしょう。ただ、

まちがいを正すために、たまには「叱る」とか「注意する」あるいは「たしなめる」ことはあるかもしれません。一般的に言って、「叱る」効果というのは即効性はありますが、その効果は長時間持続しないという特徴というか欠点を持っています。ただ、叱るとそれまで続いていた悪い行動なり悪いやり方がすぐになくなるので、ついまた「叱る」のです。小学校や中学校で、生徒が騒いだときに先生が「うるさい。静かにしなさい！」とどなると、生徒の騒ぎはすぐに静まります。しかし、しばらくすると、また騒ぎだします。でも、さきほど、どなったらすぐに静かになり、いやな騒音から解放されましたから、先生はまたどなってしまうのです。これはどなっているほうから見ると、どなるという行動が強化されていると言えます。しかし、どなったり叱ったりする効果は一時的で、生徒はすぐまた騒ぎだします。効果が短くなった分だけ、ひんぱんに叱らなくてはなりません。効果が減って、ひんぱんに叱っていると、だんだん叱り方が厳しくなりがちです。

　ですから、叱るときには、こうした落とし穴、悪いスパイラルにおちいらないようにしなくてはなりません。その一つの方法は、叱るときにただ「だめじゃないか」と言うだけでなく、どこが悪いのか、なぜ悪いのかを説明し、さらに「どうやってほしいか」を伝えることが大切です。多くの場合、まちがったやり方をしている患者は、どうすればいいのか知らないのです。ですから、叱るよりも教えることが大切なのではないでしょうか。そして患者が悪いやり方ではなく、良いやり方をすることができたら、わずかな変化や進歩にも敏感に気づき、すぐにそれをほめましょう。

　これまでの説明から、治療の場にかぎりませんが、一般的に悪いところを叱るだけでは、患者の行動は変わりにくいことがおわかりいただけると思います。叱ることの特徴の一つは、叱っている人の心のなかにも感情の嵐が吹き荒れることです。つまり、セラピスト自身気づかないうちに冷静さを失い、興奮して、自分自身をコントロールすることがむずかしくなることがあります。そうなると患者は治療に対する意欲が低下して、治療を休みがちになるかもしれません。あるいは、やってきても、治療への意欲が低下してしまいます。

　ですから、叱るときには、止めさせたいことだけを取り上げましょう。一つのことを叱っていると、よくそのついでに、他のことまで叱ってしまうことがあります。しかし、これは絶対に避けるべきだと思います。

叱って教えることのもう一つの問題点は、叱る人がいるときは一所懸命にやっても、叱る人がいないと手を抜くとか、怠けるようになることです。叱ることは一種の劇薬です。劇薬が多すぎると命取りになることを覚えておきましょう。また、ほめたついでに叱ると、ほめた効果が薄れるということにも注意しておきたいところです。このように叱ることには、多くのむずかしさがあるので、「悪いところを叱るよりも、どうしてほしいかを説明して、それをちょっとでもやったら、すぐにほめる」というやり方のほうがずっと効果的ですし、安全だと思います。

　この項のはじめにも書いたように、叱らないといけない場合もあります。しかし、そんなときにはどこが悪いかを指摘し、なぜ悪いかを言うだけではなく、どうやってほしいかを説明して、患者がそれを少しでもやったら、良くなったことを認め、指摘し、できれば「良くやれてきている」ことをほめることが大切だと思います。「やれてきている」ということは、まだ「やれた」「やれている」という以前の段階です。しかし、患者が「やれる」まで待っていると、なかなかそのレベルまで到達しないので、ほめる機会がありません。ですから、まだ完全でなくても「良くなってきている」ところを見つけたら、それを成長の一コマとして取り上げて、すぐほめてあげましょう。そして、少しずつ、完璧に近づけていきましょう。

7.　望ましくない行動を減らしたいとき

　リハビリ中、患者がセラピストに対して求めていることは、決して単純なものではないようです。患者のなかには、セラピストの注目と関心を引こうとして、あるいは心配してもらおうとして、できることでもやらない、わざと失敗する、いたずらをする人がいます。こんなときには、セラピストは患者の作った落とし穴に落ちないように、無視することができれば最高です。無視できればそうした患者の困った行動に対してなんのごほうびも与えていないことになります。患者が治療中に治療とは関係のない話をした場合などは、その話を聞き流すこともできます。話に乗ってしまう、怒ったとか困った顔をする、なにが心配なのか尋ねるといった対応をしてしまうと、患者からすればセラピスト

から関心を示してもらえたわけですから、一種のごほうびを与えられたことになります。つまり、患者の「好ましくない行動」を強めてしまっていることがあるのです。こんな場合には、無視することが必要です。

しかし、この無視するというやり方は非常にむずかしい方法です。ですから、無視するのがむずかしいときには、無視したい行動の反対の「良い」行動を患者がしたときに、それをすぐにほめることです。患者の関心を治療に向けるようにうながし、良い反応を見つけてすぐにほめるわけです。患者の望ましい行動をほめるということはセラピストにとっては安心だし、しかも患者の進歩をよりスピードアップさせることができる大切な方法だといえるでしょう。

悪い行動を直すのにこんな方法もあります。プリマックという心理学者は、「めったにやらない行動の後に、よくやる行動をもってくると、めったにやらない行動が増える」という現象を発見しました。テレビばかり見て、宿題をしない子どもの場合には、これまでの順番をひっくり返して、「宿題をやったら、テレビを見てもよろしい」といった具合に、まずめったにやらない「宿題」をやったら、よくやる「テレビ」を見るという行動をもってくると、これまでしなかった宿題をやるようになるというのです。ですから「よくやる行動」は「ごほうび」に使うことができるわけです。患者が上手に、正しく、身体を動かしたら、すぐに「良かった」ということを患者に言ってあげて下さい。また、患者がよくやることや好きな運動をごほうびとしてやらせてあげて下さい。それが一種のごほうびになって、患者はまた正しい行動を続けるでしょうし、治療の効果も上がります。

8. ほめ方について

セラピストが接する患者の大部分は、けがをし、手術を受け、病気をはじめさまざまな理由で動けないとか、動けても制限がある人が多いだろうと思います。こうした患者に接するときに一番気をつけたいセラピストの基本的な態度というかアプローチは、「ちょっとずつ」「やさしいことから」「ゆっくりでもいいから」「区切ってやろう」そして「だんだんと」スピード上げ、長さを伸ばし、むずかしいことに挑戦していくことです。

患者が少しでもやれたら、セラピストはそれをおおいに喜びましょう。ちょっとしたことでも、患者にとっては大きな進歩であり、成功であり、うれしいことなのです。それをセラピストが一緒になって喜んであげて下さい。ほめてあげて下さい。それが患者のやる気を引き出し、課題に挑戦し続ける原動力になると思います。一つのことをほめてもらえると、他のこともやろうという気になってきます。そして、努力していればやがてやれるようになります。

　患者の努力を「やるのが当たり前」と思わず、それをすぐに認めてあげ、ほめてあげて下さい。ほめられた患者はそれだけではなく、他のこともやる可能性が大きくなると思います。努力をすればセラピストがほめてくれる、はげましてくれる、評価してくれる、喜んでくれるということがわかってくるからです。

　ほめるときには、ただ「良かったですね」「うまくいきましたね」と言うだけではなく、どこが良かったのかを具体的に言ってあげましょう。患者は自分のどこが良かったのかわからないことがあるからです。ほめるときは「すぐに、毎回、一貫性をもって、ちょっとでもできたら」が合い言葉です。ほめる効果は時間がたつとどんどん減っていきます。ですから、「すぐに」ほめてあげて下さい。後でしかほめられないときには、必ず「どこが良かったか」「何が良かったか」を言ってほめてあげて下さい。そうでないと、当の患者は何をほめられたのかわからないとか、ほめた直前にまちがったことをしているかもしれないからです。「ごほうびの効果は、ほめた直前の行動を強める」という性質をもっています。

　ほめるときには、患者の目を見てほめましょう。私たち日本人は、どちらかというと「視線を合わさない文化」のなかで育ってきたようです。でも、ほめられる人の立場に立てば、自分のほうを向いてほめてもらうほうが、自分のほうを向いてもくれないでほめられるよりも、はるかにうれしいにちがいありません。また、視線を合わせるのでも、上から下を見下ろすようにして視線を向けてほめられるよりも、同じ高さの目線でほめてもらうほうがうれしいに決まっています。

　患者の相当数はベッドに横になっているとか、車椅子に座っていることが多いでしょう。必要ならば、セラピストはいつでも患者の目の高さまで自分の身体を低くする用意をしていましょう。

　人には個人差もあれば好みもあります。患者のなかには大勢の人の前でほめ

られるのを喜ぶ人もいれば、大勢の前でほめられるのをいやがる人もいます。個人の好みというか、どうやってほめられるのが好きかといったことにも、普段から観察の目を向けていたいものです。

　私たちは「完全にできたらほめてあげよう」と考えがちです。でも、多くの場合、私たちは何かを完璧にやれることは少ないと思います。ですから、完璧を要求していると、いつまでたってもほめることができません。今より「少しでも」良くなったら、できるようになったら、すぐにほめてあげて下さい。患者がやる一歩の前進を目ざとく見つけて、それに反応しましょう。完璧までは実に長い道のりです。途中を区切って、その節目ごとに「良くできてきましたね」「うまくなっていますよ」と言ってあげましょう。

9.　モデリング：お手本を見せると上達が早い

　人と動物の違いのひとつは、私たち人間は言葉を持っていて、それを使ってとても複雑なことや抽象的なことを考えることができる点です。それだけではありません。むずかしいことをごく短い単語で表現するなど、言葉はさまざまな伝える力を持っています。たとえば、銀行と聞けば、私たちはお金を預けたり、引き出したり、借りたりするところだと考えます。たいていの人が日常生活をしていくためにはそれで十分です。でも、銀行はもっと多くの活動や機能をもっていて、この社会のなかで実に多くの役割を果たしています。そして、そのたくさんの機能の総称を銀行と呼んでいるのです。こうした言葉や文字という抽象的なシンボルや概念を使えることが、人間が動物とは違う次元の活動をすることを可能にしているのではないでしょうか。

　スキナーのネズミの実験から出てきたオペラント条件づけでは、箱のなかのネズミは壁から出ているバー（棒）を偶然下に押したら餌が出てきたので、それを食べました。また、バーを押したら餌が出てきたから食べました。こうしているうちに、バーを何度も押して、出てくる餌をぱくぱく食べるようになったのです。しかし、人間はこうした一連の動きのなかで、ただバーを押すとか食べるとかだけではなく、バーを押せば餌が出てくるという原因と結果の関係を理解し、それを他の場面にも応用することができます。つまり、ただ単に刺

激に対して反応しているだけではなく、「両者の関係がどうなっているか」ということを理解して、予想をし、判断を下しているのです。これがバンデュラたち（Bandura & McDonald, 1963. Bandura, 1969）が考えた代理学習とかモデリングと言われる第三の学習（行動）理論です。

バンデュラはこんな実験を行っています。犬を怖がる子どもを集めて、二つのグループに分けました。

そして、第一のグループには、こんな映画を見せたのです。

> おとなしい犬を子どもが柵ごえに触っています。
> 良く訓練された犬が柵の外に座っているのを、子どもがなでています。
> 子どもが犬と遊び、追いかけっこをしています。
> 犬と子どもが一緒に横になって、顔と顔をくっつけています。

第二のグループには、犬がまったく登場しない映画を見せました。

そして、また犬をつれてくると、子どもが犬と遊んでいる映画を見たグループの子どもは、犬と遊ぶようになりましたが、犬が登場しない映画を見たグループの子どもは、相変わらず犬を怖がったというのです。こうした、自分以外の人たちがやっていることを見て、それを見習うことを模倣学習と呼んでいます。

バンデュラは模倣学習について五つの原則をあげています。

① ある一つの行動を真似させようとすれば、いろんな人が、できるだけ何度も、模範を見せます。
② はじめから、むずかしいことを真似させるのではなく、簡単ですぐにできることからはじめ、次第にむずかしいことを見せて、それをやらせます。
③ それぞれの段階ごとに、お手本を見せるだけではなく、言葉でも説明します。そうすることで理解が深まり、上達が早くなることが多いと考えられます。
④ 文字通り、手とり足とり具体的に指導をします。
⑤ うまくやれたら、その度に、段階ごとにほめます。

これらは、理学療法や作業療法に来る患者の治療にも当てはめることができる原則ではないでしょうか。患者のプログラムを実施するときには、後述のような手順を踏むことで学習がスムーズに進むと考えられます。そしてそれを進

めるときにはオペラント学習でいうごほうびを上手に使うことが鍵となります。
　次に、これらの内容について順を追って説明します。

10．目的をはっきりと説明する

　治療を開始するときには、患者に「なんのために（ねらい・目的）」、「どうやってほしいのか（方法）」「どんなところに注意するか（注意点）」を説明すると患者が治療に参加しやすくなります。
　私たちは、往々にして「しっかりやりなさい」「きちんとしなさい」「一所懸命にがんばりなさい」「熱心にやりなさい」と言うだけで、「どうやってほしいか」「どうやればできるようになるのか」を具体的に説明することを怠っていることが多いようです。そして、仮に患者がやっても、それが完璧にやれないと、ほめるに価しないと思うのか、何も言わず声もかけずに放っているときが多いと反省させられます。
　次に、どんな点に気をつけてやってほしいかという注意点を言ってあげることも大切です。人間は動物とは違います。どんな目的でやるのかを言ってあげると、やる気が出てくることが多いようです。ただ、わけもわからず機械的にやっているのではなく、どんな目的のために、どこに注意し、どんなふうにすればいいのかと、理由がわかり、やり方を理解してやると効率も上がります。
　ここで留意したいのは、私たちの使う言葉です。患者一人ひとりの年齢、性別、背景に合わせて、また、今取り組んでいる状況に応じた適切な言葉があるはずです。セラピストはリハビリテーションの専門家ですから、リハビリ用語や医学用語がつい口から出てきてしまいます。患者にとってそれは結構むずかしい言葉なのです。患者のなかには、「それはどういう意味ですか」と尋ねる人もいますが、多くの患者は尋ねることも遠慮してしまいます。ですから、患者に何かをやってもらうとか、説明するときには、できるだけ医学用語やリハビリの専門用語をさけて、日常生活で使う普通の言葉を使うようにしたいものです。
　たとえば、脊柱を伸ばしてもらいたければ、「おへそを前に突き出して」とか、頸部を伸ばしてほしければ「天井を見てください」などといった具合に、イメー

ジしやすいような言葉を使うことも一つの方法です。

　また、高齢者の歩行練習中によくあることですが、治療ベッドや車椅子まであと１〜２メートルのところで「そこに座りましょう」と声をかけて（指示して）しまいがちです。するとその直後に患者の腰が下がりはじめ、目的地に一歩届かず、あわてて体を支えることがあります。「座りましょう」と指示されると、気持ち（脳）はすぐに反応します。がんばって歩こうとしていた「意識」が「ああよかった、ここで座れる」と思ってしまい、力が抜けてしまうのかもしれません。

　この場合、①「車椅子の前まで歩きましょう」②「向きを変えて、膝の後ろが車椅子につくまで下がりましょう」③「一度まっすぐ立ってから、お辞儀をして座りましょう」と、最後に「座る」を使うようします。このように「いつ」「どこで」「何をするのか」を具体的に指示すると、成功する確率が高くなると思います。

11. 見せて教える

　米国のテニス・コーチとして有名なガルウェイは、彼の書いた『インナーゲーム』（Gallwey, 1974）のなかで、次のようなことを述べています。初心者にラケットはどんな具合に握り、どうスイングするか、そのときに腕はどんな形になっているのがいいか、身体はどうなるか、どうすれば理想のフォームで打てるかといったことを一所懸命に教えてきましたが、テニススクールの生徒はなかなか上手になりません。そこで、あるとき別の初心者のグループに「今から私が10球ボールを打ちますから、それをよく見てイメージとしてとらえて下さい。そして、みなさんが打つ前に、心のなかでそのイメージを思い浮かべて、それからボールを打ってください」と頼んだそうです。すると、この初心者のグループは、手とり足とり教えられたグループよりも、はるかに上手にボールを打ち返したというのです。

　こうした経験をもとに、ガルウェイは「イメージは言葉にまさり、示すことは教えることにまさり、教えすぎは教えないことより劣る」という結論に達しました。理学療法でも作業療法でも、患者に動作や活動を行ってもらう前に、

まずセラピストがどうやってほしいかをやって見せることの大切さを指摘しているようなエピソードだと思います。もちろん、説明することも大切です。言葉と動作の両方を使って教えることができれば最高です。

たいていのセラピストは治療をはじめる前に、どんなことを、どんな具合にするのかを患者に説明します。なかには、治療をはじめる前に、他の患者が治療を受けているところを見学させるセラピストもいます。何にも知らずにいきなりリハビリ室に来ても、別に悪いことはないでしょうが、前もって予備知識を持っているほうが患者の不安をやわらげ、どうやればいいのかがわかっていれば心構えというか一種のレディネス（心の準備）ができあがります。

患者が課題をはじめる前に、どうすれば良いかを自分の頭のなかで考え、自分が上手にやっているところをイメージに思い浮かべることも効果的です。この場合、その患者だったらどの程度ならばやれるかを考えて、患者ができるレベルのことを、上手にやれているシーンをイメージしてもらいましょう。患者にリラックスしてもらうこともとても大切です。できるだけ、患者に心も身体も楽にしてもらって、心や身体の緊張をゆるめてもらうことにつとめましょう。また、自分がリラックスしているシーンをイメージしてもらうことも効果があります。イメージを思い浮かべることで、それが神経系をとおして筋肉に「ああしろ」「こうしろ」という一種の命令を出してくれるからです。イメージのなかで、一連の動きをやってみることは、とても良い準備になります。このような過程のなかで、次第に治療をどう進めるかが患者の頭に入り、イメージとしてその動きなりやり方なりになじんできます。このことは、治療を進める上でとても大切なことです。

12. 自らに語りかける

人と動物のもっとも大きな違いは、人は言葉を持っていて、それを使って非常に複雑なことを考えるだけでなく、実際に行動するときにも使っているという点です。人は刺激と反応といった簡単な仕組みだけで動いているのではなく、たえず心のなかで自分との対話を行っているのです。たとえば、私たちが日常よくやっている計算を考えてみましょう。

34－19＝？という質問をすれば、読者はたちどころに15とお答えになるでしょう。しかし、答えにたどり着くまでの過程を見ることができれば、「4から9は引けないぞ。どうしようか。そうだ。隣から1を借りてきて14にしよう。そうすれば9を引くことができる。14－9＝5だな。次は、お隣の3－1だ。でもまてよ。さっき1を隣に貸してしまったからもう3ではなくて2になったのだ。2－1＝1だ。そうか、答えは15だ」といった具合に、頭のなかだけでなく、口のなかでモグモグ言いながら計算をしている人もいます。

　計算が得意で、問題を聞いたとたんにすぐに答えを出すような人でも、計算が苦手でここに書いてあるように、一つひとつ取り上げ、口のなかでぶつぶつ言いながら計算をやっているような人も、思考の過程の進み具合が早いかゆっくりかの違いで、まったく同じことをやっているのです。ただ、スピードの速い人は、ご自分の内なる対話に気づかずに計算をどんどん進めているのでしょう。

　こうした心のなかの言語と思考、思考と行動のメカニズムを理解していれば、何かをやる前に、心のなかで「これからどうやるか」を声に出すかどうかは別として、言葉を使って考え、それを実行にうつしていくことが可能です。電車の運転手さんが電車を走らせるときに、運転室で「何をやるべきか」「何をやっているか」を声に出して確認しています。野球の選手は「今はワンナウトでランナーは一塁にいるから、サードの僕のところに速いゴロが転がってきたら、ダブルプレーにするためにすぐに二塁にボールを送らなくてはいけないな」と考えながら三塁を守っているのです。

　患者もまったく同じです。次に何をするかを、自動的にやれる人もいるでしょう。しかし、声に出すかどうかは別として、今どんな状態になっているか、これからどうすればいいかを頭のなかで順を追って考えることが、その人の身体の動きを円滑にし、また正確に進めることにつながると思います。

　また、動作ごとに心のなかで自分に語りかけ、どうするかを言うことも有効です。白線の上をまっすぐに歩く練習ならば、「まっすぐ、まっすぐ」と自分に語りかけるほうが、ただ黙々と歩いているよりも、絶対に上手に白線の上を歩くことができます。人は言葉を持っています。患者の上達にそれを利用しない手はありません。患者が課題に取り組むとき、必要ならば、セラピストがそばから、どこに気をつければいいかという注意点を言ってあげるのもいいでしょう。このときセラピストは患者が自分の行動を考えるような言葉で語りかけま

しょう。たとえば「右足が上がってないよ」はセラピスト側の言葉ですが、「右足をもうちょっと高く……」は患者主体の言葉になっています。

　こうしたことを続けていると、やがて患者が自分で自分に、セラピストが言った言葉を語りかけるようになってきます。それは必ずしも患者が声を出して言うとは限りません。多くの場合、黙って心のなかで自らに話しているといった感じのものでしょう。あるいは、患者自身もあまり気づかずにやっていることも多いかと思います。しかし、それは患者のパフォーマンスをずいぶんと助けているのです。

13. むずかしすぎない課題を選ぶ

　第Ⅲ章で紹介したセリグマン（Seligman, 1975, 1981）は若い頃こんな実験をしたことで有名です。犬を逃げることができないようにしてしまい、何度も何度も強い電気ショックを与えました。かわいそうな犬は逃げることができないのですから、ショックを与えられっぱなしでした。

　こうしたことを何度も犬にやった後で、今度は逃げようと思えばいつでも逃げられる状態にしておきました。そして、先ほどと同じように電気ショックを与えたのです。しかし、犬は逃げようとすれば逃げられるのに、そのままそこにうずくまってしまったというのです。どうにもならない状態で、何度も何度もひどい目にあった犬は、どうにかなる状態におかれても、もう逃げようとしなかったのです。

　セリグマンはこうした犬の状態を「学習された無力感」と名づけました。人間も同じです。「がんばれ、がんばれ」といくらやっても達成できないような目標に向かって無理な挑戦をさせられて失敗ばかりしてきた人は、「自分には能力がない」「どうせやってもだめだ」といった自己否定的な考え方を持ってしまうというのです。そうすると、解決できる問題であっても、また努力すればやれる状態におかれても、もうやろうとしなくなってしまうことがあります。まさに、セリグマンの「学習された無力感」だと言えるでしょう。ですから、患者がいくら努力しても解決できないようなむずかしい課題だとか、到達できないような目標を与えると、その人はやる気をなくしてしまう可能性があるこ

とをよく覚えておきましょう。

　患者に達成可能な目標を与えて、一歩ずつ、ちょっとずつ、前へ進んでもらうことが大切です。ちょっと声をかけてどうするかを言ってあげ、どうするかを手真似で示し、言葉でリードしましょう。これはみんな一種の手がかり刺激[注]です。こうして、次はどうすればいいかを言って、示して、はげまして、やる気を起こさせ、がんばろうという気持ちを持続させるのが、セラピストの腕のみせどころではないでしょうか。

【注】
　手がかり刺激とは、患者が正しい動きをするためのヒントとなるような言葉（「ゆっくり」とか「下を向いて」）をかけるとか、どうするかを手真似とかジェスチャーで示すことによって、患者の習得を助けることをさしています。はじめはごく簡単なことからスタートし、次第に複雑あるいは高度なものへと進みます。あるいは、はじめはたくさんのヒントを与えていますが、患者が進歩するにしたがって、次第にヒントの数を少なくしていくことも大切なポイントです。英語ではプロンプティングと呼ばれています。

　リハビリテーションの治療の内容は、よく見るといくつもの小さい動きが組み合わさってできあがっています。ですから、治療を進めていくときには、セラピストがやって見せてその全体の動きを見習ってもらうことも有効です。また、いくつかの部分に区切ってその一コマ一コマをやって見せ、患者にそれを真似してもらうというアプローチもあるだろうと思います。これは心理学でいうスモールステップです。つまり、簡単なことから、少しずつ見せて、教え、練習していくわけです。急がず、あわてず、ゆっくりで良いから正確に、そしてやれたら「うまくやれましたね！」とほめることです。

　できるようになったら、少しずつスピードをあげるのも良いでしょう。少し時間を長くしてみましょう。少しだけむずかしい課題に挑戦してみましょう。でも、「ちょっとずつ」の原則でやって下さい。「急いてはことをし損じる」のことわざの通りです。まずやって見せ、患者にやってもらい、ちょっとでもできたらすぐに「よくやれていますよ」と言ってあげることから出発しましょう。それがスタートラインです。そして、一コマ一コマをやれるようにして、それをつなげていくことが、複雑な動きを習得する近道だと思います。

アメリカのスポーツ界の標語に one at a time つまり、「一時に一つのことを」という言葉があります。簡単に言えば、いっぺんにあれもこれもさせようとすると、選手は混乱して、失敗を犯し、やがてやる気を失ってしまうというのです。だから、たくさんのことをやらせないで、一時には一つのことだけをとりあげ、それに集中させるのが上達の早道だというのです。ちょっとずつのなかにはこんな意味も含まれています。

　これはリハビリテーションにもぴったりの言葉ではないでしょうか。いっぺんに、あれもこれもやらせようとすると、失敗することが多いようです。私たちは一つのことに集中すれば、少しぐらいむずかしいことでもやれると思います。ですから、まず一つのことだけを取り上げ、それにとりかかりましょう。もう一つ別のことをやってもらいたければ、同時にではなく、別のときにやってもらいましょう。別々にやれば、それぞれの動きは互いに足の引っ張り合いはしないでしょう。一つひとつを独立したものとして単純化して覚えられます。一つのことでもやれない場合には、その一つの動きをさらにいくつかに分けましょう。そして、ごく小さな一つの部分だけを取り上げてやらせてみましょう。きっと患者のリハビリテーションは進むと思います。

　前向きで積極的な患者は、どんどんプログラムをこなしていきます。でも自信がなくて消極的になってしまうと、機能的には「できる」ことなのに、うまくできなくなってしまうことがよくあります。たとえば「歩く」ことを例にとっても、「片脚で立つこと」「片脚をあげること」「一歩前へ踏み出すこと」「かかとで接地すること」「足底で床を蹴り出すこと」などさまざまな要素から成り立っています。ですから、いきなり「歩く」動作を練習するのではなく、一つひとつの要素を練習し、次第に「歩く」ことを完成させるようにしてはどうでしょうか。

　脳卒中や下肢の骨折の後で、歩行練習中の患者を例にして考えてみましょう。関節可動域や筋力は正常な歩行が十分可能なはずなのに、歩行練習になると「足を大きく踏み出せない（歩幅が狭い）」「実用的な歩行速度にならない」という患者がいます。通常の歩行練習では効果の出にくいようなときには、たとえば平行棒の中で、足を一歩だけ大きく前に出して、歩幅を広げる練習をしてみます（歩かなくてもよい）。するとはじめはほとんどの人が「そんなに大きく（足を）出せません」とか「足が短いから無理です」といった否定的な反応を示します。ですが「大丈夫ですよ、もっとできますから」とか、「痛くないですか？　痛

くなければもう少し前に足を出しましょう」など、はげますような言葉を言うと歩幅が大きく広がります。一度歩幅が大きくなると、何回でも、より楽に、より大きく足が前に出るようになります。それは、歩容（歩き方）や歩行速度にも良い影響を与え、余裕のある歩行につながるかもしれません。

　本来持っている機能をうまく引き出すことで自信がめばえ、新たな能力獲得につなげることは、リハビリテーションの大切な要素です。「平行棒で足を大きく前に出してみる」といった具合に少しずつ治療を進めること（スモールステップ）が、歩行の自立やスポーツ復帰などの大きなステップアップにつながっていく可能性を持っています。

第 X 章 実践のためのガイドライン

　これまでに対人関係の理論、言葉によるコミュニケーション、言葉によらないコミュニケーション、さまざまな行動アプローチを紹介してきました。そこで、実際の治療の現場に役立てることができるようにそのエッセンスをまとめてみました。

1. 患者とセラピストの人間関係

　セラピストが行う治療の対象は、さまざまな身体的な症状や障害だけではありません。身体的な症状や障害には必ず心理的な痛みをともないます。ですから、身体的な治療を行うことは、単にそれだけではなく、患者の気持ちあるいは他者との人間関係とか職場復帰といった社会的な側面にもたえず気配りをしていただきたいものです。

　患者はなんらかの障害をもち、その治療のために病院に入院し、手術を受け、さまざまな治療を体験し、入院中はもとより退院をしても生活上の不自由を経験しています。それが一時的なものであったとしても、心も身体も幼いときの状態に逆戻りをする一種の退行現象を起こすことがあります。ですから、患者はいったん赤ちゃんのような状態に戻るとか、それほどではないにしても周囲の人に甘えたり、だだをこねたり、依存するといった行動を示します。そして、そんな退行した状態から次第に成長し、やがて自分の年齢にふさわしい行動をとるようになることが少なくありません。セラピストはこうした患者の心理的な動きを理解し暖かく支えていきたいものです。

　一時的であっても身体的な機能を喪失するということは、患者にとっては実に大きなショックであり心理的な苦しみだと思います。障害のために今までな

んの苦労もなくやれたことが急にできなくなるという事実は、どんな人にとってもなかなか受け容れにくいものです。セラピストは患者のそうした苦しみと痛みを理解しましょう。

　セラピストのところへ来る患者のなかには、治療を受けなくてはならないと頭ではわかっていても、心のどこかでは「治療なんか受けたくない」といった気持ちをもっている人も少なくありません。ですから、今日は熱心に治療を受けたのに、明日は治療に抵抗し、セラピストにたてつくといった現象が起こるのです。こうした患者の心の動きを理解しましょう。

　多くの患者にとって、これまでの治療というのは、手術を受け、薬を飲み、注射を打ってもらい、ベッドの上に横になっていることが多かったと思います。それに比べると、リハビリテーションは、自分が積極的に動き、活動し、努力しないと治療の効果が表れないことが多いのです。手術が終わったばかりで、まだ痛みがある患者でも、それをがまんして治療に行かなくてはなりません。それは大変なことですし、努力と忍耐それにやる気が必要です。そうした患者の痛みを理解し、「やろう」という努力を尊重し、敬意を表しましょう。そうしたセラピストの態度が患者のやる気を支えるのだと思います。

　患者は、当然身体的な苦しみと不自由さを経験している人たちです。そうした苦しみを乗り越えようと努力していることに、セラピストは尊敬の念を持ちたいものですね。治療には身体的な治療だけではなく、人間的なふれあいがたえずあるはずです。そうした人と人の交わりの要素が、医学的な治療を支えているのだと思います。どんな患者であっても、同じ一人の人間として接していくことができるといいですね。セラピストはそうした心の広さと暖かさをもちたいものです。

　セラピストの言うことを聞かないとか、治療を受けるのをいやがる患者を担当したときには、患者の周囲で何が起こっているかを知ることからはじめましょう。それがわかると、たとえ少しでも患者への理解が深まります。すると患者がなぜそんな言動をするのかも理解できるようになってきます。こうした理解が受容への第一歩だと思います。セラピストが患者の立場に立ち、患者が何を考え、何を感じ、どんな気持ちでいるかを理解することができたら、両者の心理的な距離はぐんと近づきます。たとえば、セラピストが患者の気持ちを言葉に出して「あなたの気持ちは○○でしょうね」と言ってあげることができたら

最高です。共感しようと思えば、相手の話すことを一所懸命に聞くことです。そして、患者がどんな気持ちを経験しているかを少しでもわかろうとしてみましょう。患者が考えているようにセラピストも考えてみるとか、患者が感じているようにセラピストも感じようと努力するときに、共感ができるようになるでしょう。

2. セラピストの倫理

　セラピストが患者にどんな治療をするかを説明するとき、また、実際に治療を行うときに、冷たく事務的に説明したり治療を行ったりすることもできるでしょう。また一方、暖かく熱心に説明することもできます。セラピストは常に、できるだけ暖かく、熱心でありたいものです。なぜなら、患者は親切で熱心なセラピストに出会えば、少々痛くても、不安でも、治療に取り組んでみようという気持ちになるからです。セラピストの暖かさは、患者の成長をうながすための原動力です。子どもが育つ過程を見ると、親からたくさんの暖かさをもらっています。セラピストと患者の間も同じことではないでしょうか。

　セラピストと患者の間の人間関係は、治療の間だけのものではありません。治療が終わって病院を出ても、患者がまた次に治療を受けに来るまでずっと続いているのです。患者はセラピストのことを考えるとか、思い出していることもあるでしょう。患者にとっては、こうしたことが一種の心理的な支えになっているのです。セラピストが患者を治療し、患者のことを考え、おもんぱかるのは、個人的な関心や利益のためでなく、患者のことを思う純粋な気持ちからであってほしいと思います。

　セラピストは治療のなかで患者の悩みや苦しみを聞き、また普通ならば他人に話さないようなことを耳にする場合が少なくありません。そうしたことを含めて、治療に関係する時間内に聞いた話や知った内容は、すべて個人の秘密に属するものであり、セラピストとしての守秘義務の対象です。これはセラピストにかぎらず、医療に関係するすべての人が守るべき倫理です。

3. セラピストの態度

　治療というのは、特定のセラピストと特定の患者との間で行われる医療行為であり人間関係です。ですから、その特定の二人の間だけにしかない独特の経験であるでしょうし、すべてのセラピストと患者の間に見られる一般的な経験でもあります。治療というのはその二つの対称的な立場の間を行ったり来たりしながら、進められるものだと思います。

　セラピストは患者に信頼されなくては良い治療はできません。信頼とは患者が「この人（先生）ならば安心だ」といった気持ちだろうと思います。それにはセラピストの専門家らしい受容的な態度、知識、技術、親切、思いやり、暖かさといったさまざまな要素が結びついていると思います。

　また、セラピストと患者の間の関係は、たえず主観と客観の間を行ったり来たりしているものではないでしょうか。たとえば、患者が配偶者を亡くして悲しみにひたっているので、患者の気持ちを察し、慰め、おもんぱかっていましたが、患者がセラピストに頼りすぎてきていると感じたときには、これまでとってきた「おもんぱかる」という態度と言葉を少し控えめにするといった配慮も必要なことかもしれません。つまり、セラピストが患者の気持ちに近づき主観の世界に入り過ぎたと思うときには、距離をおいてもっと全体を見ることができるところ、つまり客観的な世界に自分を戻すようにしたいものです。また、セラピストと患者の関係はこの世界のなかで二人の当事者の間にしかない、個性と個性のふれあいといったきわめてユニークなものだと思います。しかし、それは同時に、どんな場面での人間関係にも見られるような普遍的な側面も持っています。こうした人間関係を通して、セラピストは患者から信頼されることがとても大切です。セラピストの役目は、患者が身体的・精神的・社会的な障害を乗り越えるのを助けることです。セラピストには患者の心の重荷を一緒に背負ってあげる、助けてあげるという暖かさがほしいものです。

　セラピストが患者の悩みを聞き、気持ちを理解し、沈む気持ちを支えるときに、セラピストと患者間の心理的な距離はぐんと近づきます。そのことは治療を進める上でとても大切なことです。しかし、それはあくまで医療チームの一員としての立場に立ったものであり、プライベートな人間関係とは区別されな

くてはなりません。

　患者にかぎらず、すべての人は自分が歩んで行く道を自ら選び決定する権利をもっています。ですから、セラピストは直接治療に関係すること以外は、患者に「ああしなさい、こうしなさい」と指示することは控えて、患者の選択決定を尊重しましょう。同じ考え方は、患者との会話にも当てはまります。セラピストは患者の話すことに耳を傾け、患者の気持ちを察し、患者が話す流れや気持ちを表出するのをさえぎらないように心がけましょう。

　患者の話を聞くときに、セラピストは患者と視線を合わせていますか。患者の話にうなずいていますか。「そうですか」「それで」「と、言うと？」と相手が話すのをうながす言葉を使っていますか。相手の話したことを繰り返して言っていますか。相手の気持ちをくんで、それを言葉に出して言いましょう。患者の気持ちを言うことで、患者は「このセラピストは私の気持ちをわかってくれた」と思えるからです。自分をわかってくれている人がいることは患者にとって大きな支えになります。

　私たちのコミュニケーションの手段は、言葉によるものと言葉によらない非言語的表現の二通りがあります。非言語的表現には表情、姿勢、動作、呼吸、声量といったさまざまなものがあります。ですから、セラピストは患者の言語的な表現だけではなく、非言語的な表現にも十分注意しましょう。

　誰にとっても、相手の人と自分の間に沈黙が続くのはいやなものです。そのために、つい私たちは話がとぎれると、あわてて話を再開してしまいがちです。そのために、患者が話す機会を奪ってしまうことが少なくありません。セラピストは患者がちょっと黙っているからといって、あわてないでしばらくの間沈黙を見守りましょう。それでも沈黙が続くようだったら、初めて沈黙を破るといった慎重さが欲しいものです。

　患者のなかにはセラピストに愛情とか怒りといった強い感情を感じる人がいます。こうした現象は必ずしも珍しいことではありません。そんな場合には、患者のそうした個人的な気持ちを取り上げたり指摘したりしないで、黙って「そっと見守る」という態度で接することがベストの対応のようです。また、セラピストであっても患者に個人的な気持ちを経験することがあります。年老いた患者に接していると、自分が亡くした父親や母親を思い出すというのもその例です。しかし、そうした気持ちを患者に伝えるとか逆に無理に抑えつける

のではなく、自らに対してそうした気持ちを率直に認めることが大切だと思います。自分の心のなかで何が起こっているかがわかっていれば、それによってセラピストとしての客観性を失うことも少ないと思います。

　自分で自分をどう考えるかは、私たちのあり方にかなりの影響を与えます。「自分ならやれる」と思っているほうが、「自分には無理だ」と思っているよりも、課題を達成する可能性は大きいようです。こうした考え方はバンデュラの自己効力感とよく似ています。

　患者の気持ちでもセラピストの気持ちであっても、白か黒か表か裏かといった具合に、単純に割り切ることができないのは、人の心があまりにも複雑だからでしょう。たとえば、私たちはよく「好きだけど、嫌い」「行きたい、だけど行きたくない」といった二律背反というか互いに相反するような気持ちを、同じ人や対象に対して同時に抱くことがあります。それは不思議でも、変なことでもありません。よく愛憎共存などといわれる現象です。この原理は患者にもセラピストにも当てはまることだと思います。ですから、患者が治療に対して相反する気持ちを持っていたとしても、不思議ではないということをセラピストは理解しましょう。

4. 無理をしないで少しずつ

　セラピストが新しい治療法を使うときや、新しい患者に治療をはじめようとするときには、「何をどうするか」ということを、まずセラピストがイメージのなかで描いてみましょう。そして、イメージのなかで少しずつやってみて、それから実際の治療の場で実行しましょう。セラピストだけではなく、患者にとっても同じことです。実際の治療をはじめる前に、セラピストが患者に、これからどんなことを、どんな具合にやっていくかを説明して、どうするかを理解してもらうことがとても大切です。できれば、患者がそれをイメージのなかで思い浮かべて練習することができるといいですね。

　もっとも、イメージに浮かべただけでも不安が高くなることがあります。しかし、イメージはすぐに消すことができるという利点があります。ただ、実際の場面はそうはいきません。ですから、患者が実際に不安を感じる状況や場面

を経験するときには、本人が不安をまったく感じない範囲で、きわめてゆっくりと、そういった場面での不安を克服していかなくてはなりません。昔から「急いてはことをし損じる」という言葉がありますが、患者がほとんど不安を感じない範囲とスピードで、少しずつ治療を進めましょう。

身体をリラックスさせれば、心も落ちつきます。患者にもセラピストにもリラクセーション法はとても有効な方法です。患者の不安は、時として、セラピストが考える以上に高いこともあります。そんなときには、急がず、あわてず、慎重に、治療を進めましょう。

5. 患者がやりやすいように

治療がはじまる前に、どんなことをするかを患者に説明しても、何をどうするかを十分理解できないとか、忘れてしまうことが少なくありません。写真や絵のように視覚に訴える資料があると、病室や自宅で何をするのかを比較的簡単に思い出せます。また、患者が治療でどんな動きをしているかを録画して、それを見ることができると自分の良いところと悪いところを、はっきりと理解することができるでしょう。仮に写真や録画をとらなくても、患者がどれだけやれたかをメモするとか、記録につけておくことはとても大切です。セラピストが治療の進み具合を知るためだけではなく、患者にとっては自分の現在の状態や進み具合がわかり、大きなはげみやチャレンジになるからです。

セラピストから見ると、患者にはもっとやってほしいところ、不完全なところ、欠けている面などがたくさんあります。でも、患者にアドバイスを与えるときや、実際に何かをやってもらうときには、「一つずつ」です。「一時に、一つ」です。「あれも、これも」と欲張ると失敗します。むずかしいことも区切ってやれば、その一つひとつはそれほどむずかしくありません。また、複雑な動きもゆっくりやれば、それほどむずかしくないはずです。セラピストは可能なかぎり、患者にとって治療がやりやすくなるように工夫してあげましょう。

一度にたくさん注意を与えると、患者は「あれも注意をしないといけない」「これもやらなくてはいけない」と金縛りにあったようになってしまいます。ですから、注意は一番大切な点を一つだけ言いましょう。セラピストにとっても、

二つの違った動作を同時にやる（たとえば足のステップと同時に手で別の運動をする）ことは結構むずかしいものです。むずかしい課題を与えられた患者は混乱しますし、うまくできません。うまくできないと、やる気をなくします。そうならないようにセラピストは注意しましょう。こうした混乱を防止する一つの方法が、自分自身に語りかけることです。一つの運動をしながら、もう一つやるべきことがあるならば、それを自分自身に向けて言葉に出して言ってみましょう。きっと効果があります。

　セラピストが患者の悪いところを指摘したり、注意したり、叱ってばかりいると、患者はリハビリに来るのがいやになり、足が遠のいてしまうことがあります。悪いところを叱ってばかりの指導から、ほめる指導に切りかえましょう。患者の悪いところや困ったところを減らそうとすると、叱ることが多くなります。ですから、良いところを増やそうとするほうが、患者のやる気は出てくるようです。良い行動や良いところが増えれば、悪い行動や悪いところは自然に減ってきます。

　複雑な動きは、小さく区切ってやらせましょう。いっぺんにはじめから終わりまでやらせようとすると、むずかしくて失敗するとか、まちがったやり方をする危険性が大きいようです。小さく区切った一つがやれるようになったら、二つつないでやらせてみましょう。こうして、だんだんとつなぐ数を増やしていきましょう。そして、はじめから終わりまでつないでやるときには、「早く、早く」でなくて、「ゆっくりでもいいから正確に」と正しい動きをやってもらいましょう。そして、それができたら、少しずつ、スピードを上げていくのです。

　患者ががんばっていたり、その結果がうまくできたら、すぐに喜んであげましょう。そして、どこが、どう良かったかを「すぐに」言ってあげられるといいですね。きっとプラスの結果をもたらすと思います。はじめは患者がやれるレベルから出発しましょう。それがやれるようになったら、ほんのちょっとむずかしいレベルへと、少しハードルを高くしてみましょう。いっぺんにむずかしくすることは禁物です。あくまで「ちょっとずつ」進みましょう。

　患者の様子をよく観察して、無理のない範囲で治療を進めましょう。疲れていたり、身体の調子が悪かったり、治療への意欲がわかないようなときには、見学したり、訓練を休んでセラピストと話し合ったりすることも、代案として考えてみましょう。患者のなかには「リハビリ室に来ただけでも治療になって

いる」と考えないといけないようなレベルの人もいます。こういう人は、本人が簡単にやれるレベルから、ゆっくりとしたペースで出発します。そして、できるようになってきたら、少しずつ要求水準を高くしましょう。でも「ちょっとずつ」の原則を忘れないようにして下さい。

6. ほめる回数を次第に減らす

　すでに相当回復してきている患者には、要求水準をさらに高くする代わりに、毎回ほめていたのを2回に1回、3回に1回といった具合に、ほめる回数を減らしていくのもいいでしょう。毎回ほめるとかごほうびを出すといったやり方だと、新しい行動は早く身につきます。しかし、毎回ほめてもらって身についた行動は、ほめてもらわないとすぐにやらなくなります。一方、ときどきしかほめないと、やるようになるまでには時間がかかります。でも、いったん行動が身につくと、少しぐらいほめてもらわなくても、その行動をやり続けます。「うまくやれる」ということが、ごほうびになっているからです。でも、はじめのうちは良い行動を早く覚えるように、すぐに、毎回、一貫性をもってちょっとでもやれたらほめましょう。そして、上手にやれるようになったら、ほめる回数を次第に減らしていき、最終的には毎回ほめなくてもトレーニングに熱心にはげむようになってほしいわけです。

　患者のなかにはまちがったやり方をするとか、困ったことをいろいろと言ったりやったりする人がいます。困った行動はたしなめる必要があるでしょう。しかし、叱るだけではなく、「どこが悪いか」を言い、「どうやってほしいか」「何をしてほしいか」を言ってあげましょう。そして、ちょっとでもそれをやったら、すぐに「やれましたね」とほめてあげて下さい。

　悪い行動は「無視すればなくなる」といわれます。たしかに、理論的にはそういうところもあるでしょう。しかし、困った行動がなくなるまで無視し続けることは、ほとんど不可能に近いことです。相手は、「これでもか、これでもか」と悪い行動を続けます。ですから、途中で怒りがこみあげてきたりして、どなったり、叱ったり、怒りを爆発させてしまいます。この現象を患者からみると、自分の悪い行動にセラピストから注目と関心といった一種のごほうびが与えら

れているのです。ですから、そうしたことが起こらないように、良い行動や望ましい行動に注目と関心を向けて、良い言動を増やすほうが実際的だと思うのです。

7. 真似することは大切な学習です

　私たちは幼い頃から親が話しかけるのを聞いて言葉を覚えました。こうして、言葉の習得をはじめとして、実にたくさんのことを「真似する」ことで身につけてきました。これと同じようにセラピストが患者にお手本を見せることはとても効果的な教え方です。また、お手本を見せることと並んで有効な教え方は、治療中に患者が何をどうすればいいかを、セラピストがそばについて言ってあげることです。それは注意点かもしれませんし、動きの「こつ」のようなものでもいいでしょう。こうしたセラピストの言葉は、患者に行動の指針を与え集中力を高めます。
　患者はさまざまな問題を抱えています。どんなレベルの治療に参加できるかもまちまちです。ある患者にとっては、ごく簡単なことであっても、他の患者にとっては非常にむずかしい課題なのです。治療は常に患者ができるレベルから出発しましょう。セラピストが急いだり、焦ったりすると、せっかく患者が持っている参加への意欲と努力を壊してしまいます。注意しましょう。
　リハビリ室には大勢の患者が来て治療を受けています。けがや手術の直後で、まだ身体が十分動かない患者もいれば、どこが悪いのだろうと思うほど、活発に動ける患者もいます。新しい患者がすぐに治療に溶け込めればいいのですが、抵抗が強ければ、その人と同じようなレベルの患者がどんなことを、どうやっているかを見学することも大切なことです。「百聞は一見にしかず」です。

8. 結果を知らせる

　患者が少しでもやれたら、セラピストがすぐに「今、うまくやれましたね」「今やったのは良かったですね」と言ってあげることが大切です。それと同じよう

に、患者が自分自身に「うまくいった」「上手にやれた」と語りかけ、自分自身をほめることはとても大切です。セラピストは患者が「自分で自分をほめる」ことをおおいにすすめて下さい。また、自分で自分をほめるのと同じように、患者が自分自身に「どうやるか」を心のなかで語りかける、つまり「言う」ことはとても大切です。子どものときに書道を習った読者は、先生が「ハイ、ここで力を入れて」「ハイ、はねて」といった具合に、「何をどうすべきか」を言ってくれたことを思い出して下さい。そして、うまくやれたら、自分で自分をほめて下さい。ちょっと滑稽なようですが、とても効果があります。

　課題の結果は、患者にわかるように記録しておくのも大切なことです。できれば、患者自身も記録を書いておくことを習慣にしたいものです。記録を書いていると、自分の進歩がはっきりと目に見えます。これはごほうびと同じ効果を持っていることはすでに何度も述べた通りです。それが「昨日は○回やれた、今日は○回に挑戦しよう」という意欲につながるのです。

　セラピストのなかには、患者に「こんな具合にやってもらいたい」「こんな風にしたらいいのに」と思っていても、つい遠慮してしまう人がいます。また、逆に患者に厳しく言いすぎて、患者を傷つけたり、泣かせてしまったり、怒らせてしまう人もいます。そうしたセラピストは、まず患者に「どうやるか」をていねいな言葉で説明することからはじめましょう。患者のちょっとした進歩を「なんだ、それくらいのことを」と思わないで、「こんな変化が起こってきましたよ」と言ってあげる練習をしましょう。慢性疾患の患者の進歩や回復に時間がかかるように、セラピストの教え方や対人アプローチの仕方を変えるのは、そう簡単なことではありません。でも、小さなことを大切にし、ちょっとの変化をほめたり、喜んだりしましょう。そうした意識的な努力が、やがてほめ上手のセラピストを作り上げるのです。

9. セラピストだって不安になるし緊張します

　治療のときに緊張するのは患者だけではありません。セラピストだって「あがる」とか、緊張するときもあります。患者にリラクセーションをさせるだけでなく、セラピストも緊張を感じたときには、深呼吸をするとか、リラクセー

ション法を自分でやってみると効果的です。きっと身体がリラックスできると思います。そして、身体のリラックスは心と気持ちのリラクセーションをもたらしてくれます。

　多くの患者は、セラピストが願うように、どんどん進歩をしてはくれません。変化のスピードはゆっくりとしたプロセスです。いっぺんに変わってほしいと思っても、なかなか、そうは問屋がおろしません。変化の過程は実にゆっくりです。あれもこれもと欲張ると、結局虻蜂取らずになってしまい、どこも進歩しないことがあります。「一時に一つ」をモットーにしてやりましょう。

　治療をはじめる前に、この患者にはどうアプローチしたらいいか、何をどうしてもらったらいいかを考えて、それをイメージとして描きましょう。もちろん、実際に何かをするときには、100％イメージのようにはいかないかもしれません。でも、イメージを描くことにより「どうするか」をより具体的に考え、取り上げ、準備することができます。

　治療を上手に指導できたら、やれた患者をほめるだけではなく、治療したセラピスト自身のこともほめてあげましょう。治療はセラピストと患者の共同作業です。もしも片方が熱心にやらなかったら、良い結果は生まれません。進歩があったら、うまくやれたら、セラピストは患者をほめるだけではなく、自分をほめてあげましょう。

　行動心理学にはパブロフの犬の実験からはじまった条件反射、スキナーのネズミの実験から生まれたオペラント条件づけ、バンデュラのモデリングと大きく分けると三つの理論的枠組があります。しかし、治療の場では、実験室のように理論的な枠組を厳格に守り、他の条件が影響しないようにコントロールして行うことはむずかしいと思います。まず、治療が優先です。しかし、どんな場合であっても、現在の患者の身体的、精神的、知的なレベルから出発しなくてはなりません。そして多くの場合、その進歩はゆっくりとしたものです。治療の進展はステップ・バイ・ステップです。一歩ずつ一歩ずつ前進です。少しの変化を大切にして治療を進めましょう。

参考文献

Bandura, A. & McDonald, F.J.(1963) Influence of social reinforcement and the behavior of models in shaping children's moral judgment, *JL of Abnormal and Social Psychology*, 67, 274-281

Bandura, A. (1969) *Principles of behavior modification*, Holt, Reinhart & Winston, Inc.

Biestek, F.P. (1957) *The casework relationship*, Loyola University Press. 尾崎新、福田俊子、原田和幸訳(1996)ケースワークの原則　誠信書房

Bordin, E.S. (1968) *Psychological counseling*, 2nded., Appleton-century-crofts. 森野礼一、斎藤久美子訳(1969)心理学的カウンセリング　岩崎学術出版社

Brenner, C. (1955) *An elementary textbook of psychoanalysis*, International University Press. 山根常男・木村汎訳(1965)　精神分析の基礎理論　誠信書房

稲森里江子(2013)　社会福祉「援助技術」の医学教育への導入とその効果について　六甲出版販売

Gallway, W. T. (1974) The inner game of tennis, Random House, Inc. 後藤新弥訳(1976)　こころで勝つ!!　インナーゲーム　日刊スポーツ出版社

平木典子(1993)アサーション・トレーニング　日本・精神技術研究所

平木典子(2012)アサーション入門　講談社

異常行動研究会編(1985)オペラント行動の基礎と臨床　川島書店

今田寛(1995)心理学の基礎　改訂版　培風館

今田寛(1996)学習の心理学　培風館

Jacobson, E. (1938) *Progressive relaxation*, University of Chicago Press.

Jones, M.C. (1924) Elimination of children's fears, *JL of Experimental Psychology*, 7, 383-390.

古武弥正・新浜邦夫(1956)条件反応　共立出版

Krumboltz, J. (1965) *Behavioral counseling*, Stanford University Press.

黒川昭登(1985)臨床ケースワークの基礎理論　誠信書房

宮田洋(2012)「I.P. Pavlovの生涯と研究」に関する年譜　生理心理学と精神生理学　30(3)

Mazur, J.E. (1994) Learning and behavior, 3rded,. Prentice Hall.　磯博行、坂上貴之、川合伸幸訳(1996)メイザーの学習と行動　二瓶社

仲村優一(1970)ケースワーク　第2版　誠信書房

祐宗省三編著(1983)モデリング　福村出版

Patterson, G.R.(1971) *Families: Applications of Social Learning to family life*, Research Press. 大淵憲一訳、春木豊監修(1987)家族変容の技法をまなぶ　川島書店

Pavlov, I.P. (1906) The scientific investigation of the psychical faculties or processes in the higher animals. *Science*, 24, 613-619.

Perlman, H.H. (1957) *Social casework, a problem-solving process*, The University of Chicago Press. 松本武子訳(1966)ソーシャルケースワーク　全国社会福祉協議会

Rogers, C.R. (1942) *Counseling and psychotherapy*, Houghton Mifflin. 友田不二男訳(1966)カウンセリング　岩崎学術出版社

Rogers, C.R. (1951) *Client-centered therapy*, Houghton Mifflin. 友田不二男編訳 (1975)サイコセラピィ　岩崎学術出版社

Seligman, M.E.P. (1975) *Helplessness*, W.H. Freeman.

Seligman, M.E.P. (1981) A learned helplessness point of view, in Rehm, L.P.(ed.) *Behavior therapy for depression*, Academic Press.

Seligman, M.E.P. (1990) *Learned optimism*, Arthur Pine Associates Inc. 山村宣子訳(1994)オプティミストはなぜ成功するか　講談社

Skinner, B.F. (1938) *The behavior of organisms*, Appleton-Century.

武田 建 (1975) 行動療法の初回面接、関西学院大学社会学部紀要、30、25－33.

Towle, C. (1952) *Common human needs,* American Association of Social Workers. 黒木利克監修、村越芳男訳（1966)公的ケースワークの理論と方法　全国社会福祉協議会

Watson, J.B. & Rayner, R.(1920) Conditioned emotional reactions, *JL of Experimental Psychology,* 3(1), 1-14.

Wolpe, J. (1958) *Psychotherapy by reciprocal inhibition*, Stanford University Press. 金子卓也監訳(1977) 逆制止による心理療法　誠信書房

Wolpe, J. (1969) The Practice of behavior therapy, Pergamon Press, 内山喜久雄監訳(1971) 行動療法の実際　黎明書房

Wople, J. & Lazarus, A.A. (1966) *Behavior therapy techniques*, Pergamon Press.

山上敏子(2007)方法としての行動療法　金剛出版

Yerkes, R.M. & Morgulis, S. (1909) The method of Pavlov in animal psychology, *Psychological Bulletin*, 6, 257-273.

✣ 著者紹介 ✣

武田　建（たけだ　けん）

ミシガン州立大学大学院カウンセリング心理学専攻終了(Ph. D.)
関西学院大学学長、理事長、関西福祉科学大学教授を経て
現在　関西学院大学名誉教授、関西福祉科学大学名誉教授
専攻　臨床心理学、社会福祉学
著書　『カウンセリングの理論と方法』理想社、『保育・保健・福祉のための人格発達論』ナカニシヤ出版、『グループワークとカウンセリング』日本YMCA同盟出版部、『親と子の臨床心理』創元社、『しつけ上手の心理学』大和書房、『リーダーシップの条件』大和書房、『カウンセラー入門』誠信書房、『コーチング』誠信書房、『心を育てる』誠信書房、『カウンセリングの進め方』誠信書房、『人間関係を良くするカウンセリング』誠信書房、『武田建のコーチングの心理学』創元社、『やる気を育てる子育てコーチング』創元社、『ソーシャルワークとは何か』(共著)誠信書房、ほか

中俣　恵美（なかまた　えみ）

行岡医療技術専門学校リハビリテーション学科卒業、理学療法士
関西福祉科学大学大学院社会福祉学研究科臨床福祉学専攻博士前期課程修了。大阪鉄道病院、関西医療技術専門学校理学療法学科学科長を経て
現在　関西福祉科学大学保健医療学部リハビリテーション学科教授兼入試広報部副部長
専攻　理学療法学、生活自立支援学
論文　「リハビリテーション医療とソーシャルワークの自立への観点」関西福祉科学大学紀要13号、「『日常生活活動』と『生活』の関係性」総合福祉学研究1号、「理学療法士教育における情意領域に対する教育的アプローチ」関西福祉科学大学紀要14号、ほか

出田　めぐみ（いずた　めぐみ）

国立療養所近畿中央病院付属リハビリテーション学院作業療法学科卒業、作業療法士
関西福祉科学大学大学院社会福祉学研究科臨床福祉学専攻博士前期課程修了。琴の浦リハビリテーション病院、四天王寺悲田院、関西医療技術専門学校作業療法学科長、関西福祉科学大学保健医療学部リハビリテーション学科准教授兼実習センター副センター長を経て
現在　白鳳短期大学総合人間学科リハビリテーション学専攻教授
専攻　作業療法学、臨床福祉学
著作　『私たちのハウツウ地域リハ』(共著)三輪書店、『老人施設のリハビリテーション』(共著)三輪書店、「介護老人保健施設における利用者主体の個別ケア」関西福祉科学大学紀要14号、「通所リハビリテーション利用者が楽しみを感じる要因」総合福祉科学研究4号、ほか

理学療法士(PT)・作業療法士(OT)のための
治療心理学 ── 患者によりそう行動アプローチ

2014年4月1日　第1版第1刷発行
2022年4月20日　第1版第6刷発行

著　者	武田　建・中俣恵美・出田めぐみ
発行者	矢部敬一
発行所	株式会社　創元社
	本　　社　〒541-0047大阪市中央区淡路町4-3-6
	TEL.06-6231-9010（代）
	FAX.06-6233-3111
	東京支店　〒101-0051東京都千代田区神田神保町1-2
	田辺ビル
	TEL.03-6811-0662
	https://www.sogensha.co.jp/
造　本	上野かおる（鷺草デザイン事務所）
組　版	寺村隆史
印刷・製本	株式会社　太洋社

ⓒ2014, Printed in Japan　ISBN978-4-422-41085-2　C3047
〈検印廃止〉
落丁・乱丁のときはお取り替えいたします。定価はカバーに表記してあります。

JCOPY 〈出版者著作権管理機構　委託出版物〉
本書の無断複製は著作権法上での例外を除き禁じられています。複製される場合は、そのつど事前に、出版者著作権管理機構（電話03-5244-5088、FAX03-5244-5089、e-mail: info@jcopy.or.jp）の許諾を得てください。

本書の感想をお寄せください
投稿フォームはこちらから▶▶▶